PETIT GUIDE MÉDICAL

MALADIES

VOIES URINAIRES
ET DES ORGANES GÉNITAUX

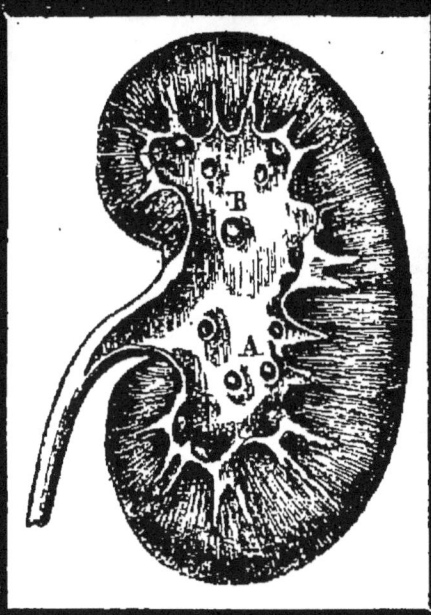

LE PETIT GUIDE MÉDICAL

MALADIES

DES

VOIES URINAIRES

ET DES ORGANES GÉNITAUX

Cet ouvrage reste la propriété exclusive de l'auteur. Toute reproduction, même partielle, toute traduction est interdite, et les contrefacteurs seront poursuivis en vertu des lois, décrets et traités internationaux.

Chaque exemplaire est revêtu de la signature *écrite* de l'auteur.

Impr. L. Toinon et Cie, à Saint-Germain

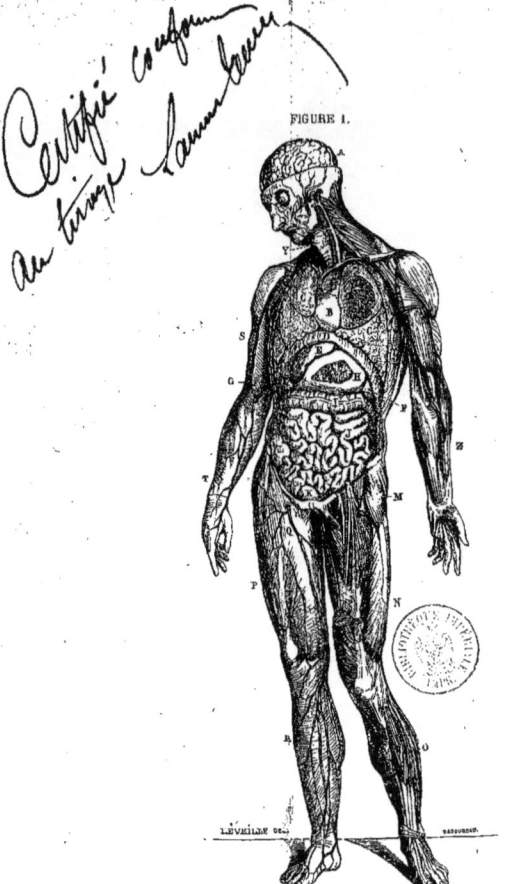

FIGURE 1.

FIGURE 1.

Représentant les organes principaux qui composent le corps de l'homme.

A. Cerveau.
C.C. Poumons.
B. Cœur.
D. Diaphragme.
E. Foie.
H. Estomac.
F. Rate.
Z. Muscles de l'avant-bras.
K. Vessie.
M. Artère crurale.
N. Muscles de la cuisse.
Q. Saphène interne.
L. Cœcum.
J. Intestin grêle.
O. Muscles de la jambe.
I. Colon transverse.
Y. Larynx.
S. Veines superficielles du bras.
G. Vésicule biliaire.
T. Veines superficielles de l'avant-bras.
P. Veines superficielles de la cuisse.
R. Veines superficielles de la jambe.

LE PETIT GUIDE MÉDICAL

MALADIES
DES
VOIES URINAIRES
ET DES ORGANES GÉNITAUX

PRÉSERVATION ET TRAITEMENT
DES
AFFECTIONS CONTAGIEUSES, ANCIENNES OU RÉCENTES
VICES DU SANG, ÉPUISEMENT VIRIL
RÉTRÉCISSEMENTS, CATARRHES DE VESSIE, GRAVELLE
TUMEURS, ETC., ETC.

ÉCRIT POUR LES MALADES
PAR
Le Dr ROCHON (du Rhône), MÉDECIN SPÉCIAL

> On est à moitié guéri
> Quand on veut sa guérison.
> (SÉNÈQUE.)

ORNÉ DE 13 PLANCHES D'ANATOMIE

QUATRIÈME ÉDITION

PARIS
CHEZ L'AUTEUR, 18, BOULEVART MONTMARTRE
ET CHEZ TOUS LES LIBRAIRES

1866

INTRODUCTION

La science médicale a présenté successivement aux méditations des esprits, tous les systèmes les plus opposés, les plus contradictoires. Il ne faut pas s'en plaindre. C'est la condition du progrès scientifique, et chacun de ces systèmes représente, en quelque sorte, une étape sur la route de la vérité. Mais aussi, et tout à côté de ces doctrines instituées en vue de l'avancement de la science, combien ne s'est-il pas élevé de *romans* ? Tous ont eu pour but de faire croire à une science plus avancée qu'elle ne l'était en réalité ; tous ont eu pour but également de mettre cette science à la portée de tous les esprits. Aussi les modifications que l'on a été obligé de faire subir aux doctrines pour les rendre accessibles à tous, les ont transformées et ont créé des notions fausses et difficiles à déraciner. Bien plus, tout le monde s'est cru apte à discuter et à agiter les questions les plus ardues, et il est venu un moment où l'homme du monde s'est cru plus instruit et plus versé dans la science que celui qui l'avait créée.

Cette tendance n'a-t-elle pas des inconvénients et même des dangers.

Ces inconvénients et ces dangers sont très-réels, et il suffit de quelques mots pour les exposer.

Ces romans scientifiques s'adressent exclusivement aux personnes du monde, à qui l'on ne saurait refuser toute l'intelligence nécessaire pour les comprendre, mais à qui les notions fondamentales des sciences font défaut le plus souvent. Pour eux on a rendu la science facile, abordable ; mais en la vulgarisant on l'a affadie, atténuée ; elle leur arrive transformée, elle se présente avec des attributs qui ne lui conviennent pas.

Le résultat de ces transformations c'est la notion fausse, incomplète et tronquée de la vérité.

A quoi bon de pareilles aberrations? Quel en est l'aboutissant? Il est facile de le dire.

C'est un errement sans issue et dans les ténèbres, un retard dans le sentier du progrès.

Si nous entrons d'une manière plus intime dans le sujet qui nous occupe, ne voyons-nous pas un exemple de ces errements, dans la question des *pertes séminales*, question étudiée avec le plus grand soin par l'illustre Lallemand, de Montpellier, mais étudiée par lui avec passion, et mise surtout à la portée des gens du monde. Traitée de manière à initier le public aux détails les plus subtils qu'elle comporte, certaines assertions très-osées, qui, aux yeux du public médical, ne devaient avoir d'autres apparences que celles d'hypothèses ingénieuses, mais contestables, ont été reçues comme des vérités indubitables et consacrées. L'importance de la question, très-restreinte en réalité, s'est exagérée : toute la pathologie a paru dominée par la *spermatorrhée*, et comme, en somme, il était facile de parler et de discuter sur une pareille donnée, il n'y a pas un homme du monde qui ne l'ait étudiée sous toutes ses faces, qui ne l'ait discutée, n'en ai parlé avec assurance et avec plus d'entrain peut-être qu'aucun médecin ; bien plus, la terreur s'en est mêlée : chacun s'est cru, à un moment donné, atteint de pertes séminales ; en sorte que, depuis tantôt trente années, cette crainte est encore subsistante et défraye les loisirs des gens qui n'ont d'autre occupation que le soin de leur santé.

Ne serait-il pas temps de mettre un terme à ces idées et à ces craintes exagérées, de restreindre la question dans ses limites réelles et dans sa minime importance, en un mot, de remplacer le roman scientifique par la notion scientifique pure ?

A notre sens, il est du devoir des esprits sérieux d'entrer décidément dans cette voie. Quelques savants écrivent pour le public et s'efforcent de vulgariser à son profit les sciences abstraites. C'est à ces vulgarisateurs qu'il appartient de prendre le rôle que nous indiquons ici. Cette tâche est difficile peut-être ; le résultat n'en sera que plus méritoire. Le niveau des intelligences s'élève chaque jour, et il ne faut pas craindre de donner aux esprits une nourriture plus forte.

Tout ce qui est artificiel finit par être nuisible.

La vérité déguisée est un danger. On a remplacé la *légende* par l'*histoire*. On doit s'efforcer de remplacer le *roman scientifique* par la *science*.

Dans les limites que nous nous sommes tracées, nous essayerons de mettre en pratique les vues générales que nous venons de développer.

CONSIDÉRATIONS GÉNÉRALES

De toutes les maladies qui affligent l'espèce humaine, ce sont certainement les maladies des voies génito-urinaires qui retentissent le plus rapidement et le plus profondément sur tous les autres appareils de l'économie.

On sait, depuis longtemps, que nos fonctions organiques sont toutes soumises à l'influence nerveuse et que cette influence s'exerce d'une manière toute particulière dans les organes de la génération et leurs annexes : aussi, au moindre ébranlement qu'éprouvent ces organes, la santé générale est-elle troublée, et les phénomènes les plus variés peuvent-ils apparaître sur plusieurs doints de l'économie.

Ce sont ces maladies qui déterminent le plus sûrement l'affaiblissement nerveux ; par suite, elles empêchent la nutrition et l'assimilation d'avoir lieu, et des troubles plus ou moins graves des fonctions intellectuelles en sont habituellement la suite.

Ces maladies, passant promptement à l'état chronique, et étant le plus souvent douloureuses, méritent, à plusieurs points de vue, de fixer l'attention des médecins, et ceci rend bien compte de la quantité innombrable de *traités*, de *mémoires* et de travaux de tous genres consacrés à leur étude.

Comme beaucoup d'autres, nous avons voulu essayer quelques recherches sur cette partie *spéciale* de la pathologie. Nous venons donc de résumer en quelques pages les préceptes basés sur la plus saine expérience des maîtres qui ont écrit sur cette partie de l'art de guérir, en même temps que réunir les observations que notre pratique *spéciale* nous a permis d'acquérir.

En passant, disons quelques mots de ce que l'on entend par *spécialité* en médecine.

Les *spécialités* en médecine ont existé de tout temps, et si quelques personnes affectent encore de traiter avec un certain dédain les praticiens qui s'appliquent à l'étude de telle ou telle partie de la médecine, c'est que ces personnes oublient, sans doute, les immenses progrès que la science fait chaque jour ; elles oublient que l'homme consciencieux est forcé de reconnaître que l'intelligence a des bornes, et qu'il est matériellement impossible de connaître d'une manière précise tout ce que les générations précédentes et présentes accumulent de découvertes dans les diverses branches de l'art de guérir.

Cette incapacité, qui ressort de notre nature même, nous indique que nous devons limiter le cercle de nos connaissances, si nous voulons les asseoir sur des bases solides, et qu'il n'y a pas d'autre voie pour arriver à connaître les moyens utiles à chaque cas spécial que de restreindre le champ de ses investigations.

Un de nos plus habiles chirurgiens contemporains avait exprimé éloquemment cette vérité lorsqu'il écrivait: « Nul esprit n'est capable de rassembler à lui seul tous les matériaux qui doivent constituer la science du médecin ou du chirurgien, et l'expérience démontre que celui qui veut les puiser à d'autres sources que l'étude des faits de sa pratique, tombe dans d'inextricables difficultés.

» D'un côté, impossibilité absolue de colliger assez de faits propres pour édifier complétement la science, et de l'autre, impossibilité d'éviter des méprises, en ayant recours aux observations recueillies par les prédécesseurs.

» Le génie le plus vaste ne peut donc, dans l'état actuel des choses, qu'entreprendre une œuvre incomplète ou remplie d'erreurs. C'est une vérité généralement reconnue.

» En médecine, comme dans les autres sciences dont l'étendue ne permet pas à un seul homme d'en cultiver toutes les parties avec la même assiduité, la *spécialité*, bien entendue, suppose que celui qui s'y livre, après les études préliminaires indispensables, fait converger vers un seul point les connaissances qu'il a acquises dans les diverses branches de son art, compare les faits généraux de la science avec les faits particuliers qu'il observe, et arrive ainsi à pouvoir approfondir toutes les questions qu'embrasse le sujet dont il a fait choix. Elle suppose que, renversant ensuite, pour ainsi dire, son plan, il applique aux autres parties de l'art de guérir les vérités qu'il a trouvées.

» Il est vrai que ceux qui s'adonnent, comme je l'ai fait, à étudier profondément les affections spéciales d'un système d'organes, en y faisant concourir toutes les connaissances acquises, s'exposent à être mal appréciés, non par le public, qui suppose généralement que l'on connaît d'autant mieux une chose qu'on s'en est le plus occupé, mais par le préjugé professionnel qui, résistant au mouvement de subdivision que l'extension de toute science amène, préfère encore l'apparence d'une généralité idéale à la supériorité réelle que peut donner un travail persévérant, longtemps continué sur le même sujet... ».

On peut se demander aussi avec un certain étonnement pourquoi les mêmes personnes qui tonnent contre la *spécialité* en médecine, ne veulent, à aucune condition, que l'on initie les personnes étrangères à l'art de guérir, à une des sciences qu'ils ont le plus d'intérêt à connaître, puisque d'elle dépendent la santé ou la maladie, la vie ou la mort.

Pourtant, on peut dire que, de ce côté aussi, un grand pas a été fait, et, dans le journal l'*Union médicale* du 23 mars 1861, nous trouvons les lignes suivantes, écrites par le docteur Al. Beaudoin, à propos d'un de nos ouvrages :

« Nous nous sommes souvent demandé pourquoi certains médecins se refusent constamment à donner aux gens du monde les moindres renseignements sur l'art médical, s'opposent, autant qu'il est en leur pouvoir, à ce qu'ils comprennent rien aux sciences anatomiques et physiologiques et s'imaginent que tout serait perdu si le profane vulgaire pouvait jeter le plus léger coup d'œil dans le *sanctum sanctorum*. Nous ne sommes plus au temps où la science avait besoin de tant de mystères, parce qu'elle ne reposait encore sur aucune base sérieuse. L'alchimie avait ses arcanes, parce qu'elle n'avait pas de connaissances réelles ; la chimie moderne, constituée comme elle l'est aujourd'hui, procède au grand jour, et tout le monde, même ceux qui ne la savent pas, reconnaissent son influence et son importance, par cela seul que chacun, s'il en a le moindre désir, sait comment et où il pourra l'apprendre. De même, cessez de faire de l'anatomie, de la physiologie, de la thérapeutique, des sciences mystérieuses; montrez au public les études pénibles et laborieuses par lesquelles il faut passer pour arriver à être un médecin instruit, et vous cesserez bientôt de voir discourir dans les salons ces esprits forts qui se vantent de ne pas croire à la médecine, qui nient son pouvoir et ont plus de confiance aux rebouteurs, aux charlatans et aux commères, qu'aux professeurs de nos écoles et aux praticiens de nos hôpitaux.

» L'habile médecin dont nous avons le petit manuel sous les yeux est un partisan déclaré de la vulgarisation de la science médicale. Il ne veut pas qu'on mette la lumière sous le boisseau. Il convie les gens du monde à prendre leur part de l'instruction médicale, et il est convaincu que celui-là aura plus de confiance dans la médecine qui possédera une teinture, fût-elle fort superficielle, de l'organisation humaine, qui aura une idée des désordres que la maladie peut causer dans l'économie, et des ressources que possède la médecine pour guérir quelquefois, pour soulager souvent les souffrances auxquelles est exposée la machine humaine. Et, dans cette instruction sommaire qu'il veut que l'on donne au vulgaire, il trouve encore un avantage, c'est que le malade interrogé par le médecin pourra lui fournir plus facilement les renseignements dont il aura besoin pour être édifié sur la nature, la marche de la lésion qu'il va être appelé à soigner. »

Un de nos plus spirituels écrivains, l'auteur de la *Charité à Paris*, donne aussi son opinion, que l'on peut considérer comme l'expression générale de celle de beaucoup de gens du monde : « Dans la vie physique, qui est la première condition de tout, nul n'a suivi des cours spéciaux, ne connaît les plus simples éléments constitutifs ou perturbateurs de son être ! Nous savons les noms de nos principaux organes; mais leurs rapports entre eux, leur harmonie, les causes continuelles de leur altération, qui s'en doute, s'il n'a été de parti pris poussé vers cette étude ?

» N'est-il pas étrange, absurde, imprudent à l'homme, qui passe sa vie à étudier les caractères, les mœurs, les esprits, les abstractions, de ne rien savoir *de son propre corps*? Ne vous semble-t-il pas humiliant, à la première atteinte qui annonce une perturbation quelconque sur un point de la machine, d'en ignorer les ressorts, et d'être, sur-le-champ, obligé d'appeler le médecin, le chirurgien, auquel on ne sait pas même expliquer le mal qu'on éprouve, faute de connaître les mots, les nomenclatures, et d'être ainsi dans l'impossibilité de fournir à l'homme de science les indications suffisantes pour vous secourir?

» Cette ignorance de *soi-même*, physique, anatomique, est, selon nous, déplorable autant que ridicule. Savoir par quel poison Néron fit périr son frère Britannicus...... et ignorer pourquoi, un beau matin, on ne peut se lever de son lit! — Savoir quelles instructions Albuquerque reçut du roi de Castille en partant pour les Indes...... et ignorer pourquoi votre femme s'évanouit à table ou au coin du feu! — Savoir que Leibnitz trouva la théorie du mouvement concret dans une promenade avec l'électeur de Mayence...... et ne pas connaître les premiers symptômes du croup qui saisit votre enfant et ne laisse que le temps d'appeler au plus vite le médecin......: c'est plus que stupide, c'est honteux!

» Nous croyons donc que quelques notions d'anatomie, une connaissance, même sommaire, du corps humain, de ses organes, des plus grands dangers à redouter par leur perturbation, ce qu'il faut enfin de science élémentaire pour se donner ou donner autour de soi les premiers soins en cas de blessures ou de maladie, seraient plus nécessaires à la généralité, etc., etc., car tout le monde a son corps à défendre. »

Dans ces idées, nous avons écrit une étude spéciale des affections des organes *génito-urinaires*. Cette esquisse rapide ne diffère de notre précédent ouvrage que par son format et son prix réduit qui le rend accessible à tous; elle donnera une idée suffisante de la structure et des fonctions de ces organes, des causes et des symptômes de perturbations qu'ils peuvent éprouver, et des moyens de traitement qui pourront réussir dans les cas les moins graves; elle pourra, nous l'espérons du moins, mettre les malades en garde contre une sécurité quelquefois funeste, mais surtout aussi les débarrasser de craintes puériles et dangereuses qui n'ont souvent aucune raison d'être, et, dans quelques cas, empoisonnent leur existence.

Nous commencerons cette étude par une description abrégée de l'anatomie et de la physiologie des organes génito-urinaires de l'homme.

MALADIES
DES
VOIES URINAIRES

PRÉSERVATION ET TRAITEMENT

PREMIÈRE PARTIE

ANATOMIE DE L'APPAREIL GÉNITAL DE L'HOMME.

Les organes génitaux de l'homme sont composés : 1º d'un appareil destiné à la sécrétion du sperme, les *testicules*; 2º d'un appareil excréteur, composé de canaux de transports, les *canaux déférents*; 3º de deux réservoirs, les *vésicules séminales*; 4º de canaux d'excrétion définitive, les *canaux éjaculateurs* et le *canal de l'urètre*.

Cet appareil a encore sous sa dépendance les *glandes de Cowper*, la *glande prostate*, et un appareil d'érection, la *verge*.

1. Appareil testiculaire.

Les testicules sont deux organes de structure glandulaire, situés dans une poche à deux cavités, placée entre les cuisses, en avant du *périnée*.

ENVELOPPES DES TESTICULES.

Plusieurs tuniques superposées forment cette enveloppe.

Il y a d'abord extérieurement : 1º la peau qui, dans cette région, porte le nom de *scrotum;* plus profondément se trouvent : 2º le *dartos*, 3º la *tunique musculaire* ou *crémaster*, 4º la *tunique fibreuse*, 5º la *tunique séreuse* ou *tunique vaginale*.

Ces quatre dernières tuniques sont doubles; il en existe une pour chaque testicule ; le testicule a encore une sixième enveloppe, la *tunique albuginée,* qui forme la coque de l'organe et dont la surface interne est en contact immédiat avec son tissu propre.

Ces diverses enveloppes sont en outre pourvues de nerfs, d'artères, de veines et de vaisseaux lymphatiques.

Scrotum. Le scrotum est l'enveloppe la plus externe des bourses ; la peau qui la constitue est brune, parsemée de poils, peu adhérente, d'une extensibilité très-grande. Elle présente un grand nombre de plis et elle est partagée sur sa partie médiane par une ligne saillante qui porte le nom de *raphé*.

Dartos. Le dartos est la deuxième enveloppe du testicule ; il y en a un pour chaque organe.

C'est une membrane formée d'un tissu filamenteux jaune, rougeâtre, auquel on a donné le nom de *tissu dartoïque.* Cette membrane enveloppe non-seulement les testicules, mais elle se prolonge encore en avant sous la peau de la verge, et en arrière jusqu'au *sphincter de l'anus.* C'est à cette membrane que sont dus les mouvements du scrotum qui se font remarquer sous l'influence du froid et d'excitations diverses, mouvement que l'on appelle *vermiculaires.*

Entre les testicules les deux *dartos* s'adossent par leur face externe et forment ce que l'on appelle la *cloison des dartos.*

Tunique musculaire ou crémaster. Cette tunique est formée par des faisceaux du muscle *grand oblique ;* elle est très-développée chez les jeunes gens et s'atrophie chez le vieillard. Ces faisceaux musculaires tirent le testicule en haut et en dehors par un mouvement complétement indépendant de celui produit par le *dartos.*

Tunique fibreuse. C'est tunique n'est qu'un prolongement du *fascia transversalis,* qui se trouve entraîné dans le *scrotum* à l'époque où a lieu la descente du testicule ; elle est mince, presque transparente.

Elle enveloppe complétement le testicule et les vaisseaux qui forment le *cordon spermatique.*

Tunique vaginale. C'est une membrane *séreuse* ou de glissement, analogue comme texture à toutes les membranes séreuses de l'économie ; sa face interne est lubréfiée par une humeur particulière à ces membranes et à laquelle on a donné le nom de *sérosité.*

Lorsque par une cause *pathologique*, la sécrétion de cette sérosité a lieu en trop grande abondance dans la tunique vaginale, cette accumulation anormale de liquide prend le nom d'*hydrocèle.*

DES TESTICULES.

Ces deux glandes, auxquelles la nature a départi la fonction importante de la sécrétion du *sperme*, sont situées dans les diverses membranes examinées précédemment et dont l'ensemble constitue les bourses ; avant la naissance, les testicules sont placés dans la *région lombaire*, et, vers le huitième mois, dans la *fosse iliaque* qui leur correspond ; souvent, à l'époque de la naissance, on ne les trouve pas encore descendus dans les bourses.

Le testicule gauche est presque toujours situé plus bas que le droit ; il est aussi plus volumineux chez beaucoup de personnes. Très-peu développés jusqu'à la puberté, les testicules prennent à cette époque un accroissement considérable ; leur longueur chez l'adulte est à peu près de 6 centimètres ; leur largeur de 3 et leur hauteur de 2.

Le testicule a la forme d'un œuf aplati; il est très-consistant chez l'adulte, et son tissu, composé de lamelles celluleuses, forme un certain nombre de loges incomplètes, qui renferment la substance propre de la glande.

Cette substance est constituée par les *canaux séminifères*, petits tubes cylindriques, du diamètre d'un cheveu fin, décrivant plusieurs circonvolutions dont chacune forme un lobule; ces canaux séminifères sont facilement séparables les uns des autres, reliés qu'ils sont entre eux, ou plutôt accolés par un tissu cellulaire très-fin et très-lâche. Ces lobules sont au nombre de trois ou quatre cents; les conduits séminifères qui les constituent se replient sur eux-mêmes, s'enroulent, s'abouchent entre eux. On a calculé que le testicule était formé d'environ *deux mille mètres* de ces *conduits*.

DE L'ÉPIDIDYME.

On donne ce nom à un organe que l'on pourrait appeler l'appendice du testicule. Situé sur son bord supérieur, il est formé de la réunion en dix ou douze conduits des *canaux droits* qui forment d'abord un réseau, connu, depuis Haller, sous le nom de *rete vasculosum*.

Le *rete vasculosum*, après avoir perforé la *tunique albuginée* (première enveloppe du testicule), constitue les *canaux efférents* qui, après s'être contournés sur eux-mêmes, forment ce que l'on a appelé l'*épididyme*; celle-ci se trouve quelquefois placée en avant du testicule, mais elle est presque toujours située en arrière et en bas de cet organe.

DU CORDON SPERMATIQUE.

Le *cordon spermatique*, formé par le canal excréteur du testicule et par les artères, veines et nerfs *spermatiques*, est recouvert par le *crémaster* et la *tunique fibreuse*; il traverse le *canal inguinal*, et, en sortant de l'*anneau* de ce canal, il se dirige verticalement pour atteindre le testicule.

Les veines en grand nombre dans cette région forment un réseau auquel on a donné le nom de *plexus pampiniforme*.

2° Du canal déférent.

Ce canal est la continuation de l'*épididyme* et les anatomistes lui donnent ce nom au moment où ce que l'on a appelé la *queue de l'épididyme* a cessé d'être adhérente au *testicule*.

Comme l'épididyme dont il n'est que la continuation, ce canal décrit de nombreuses flexuosités dans sa première portion, et a une longueur de 12 à 15 centimètres avant de se réunir aux nerfs et aux artères; après cette réunion il forme un des éléments du *cordon spermatique*.

A l'orifice interne du *canal inguinal*, il abandonne les vaisseaux spermatiques, et, après être descendu verticalement dans le bassin et avoir contourné la vessie, il se rapproche de son congénère du côté opposé, s'y accole, et après s'être réuni avec le conduit de la vésicule séminale, forme le *canal éjaculateur* correspondant. Le canal déférent est facilement reconnaissable au toucher; les parois en sont dures, épaisses; son calibre est très-petit.

3° Des vésicules séminales.

On donne ce nom à deux petits réservoirs de structure membraneuse, destinés à emmagasiner le *sperme*, qui leur est amené des testicules par les canaux déférents. Chaque vésicule est formée par un canal large, replié sur lui-même et qui se termine en cul-de-sac. Ce canal déplié mesure environ 9 à 16 centimètres; il fournit plusieurs branches, terminées elles-mêmes comme le canal qui leur donne naissance.

Les *vésicules séminales* sont situées à la partie inférieure et postérieure de la vessie; leur extrémité inférieure est en rapport direct avec la glande *prostate*.

4° Du canal éjaculateur.

Ce canal est constitué par l'extrémité inférieure de la vésicule séminale et du canal déférent réunis. C'est un conduit extrêmement étroit; il traverse la prostate et vient s'ouvrir dans la *portion prostatique* du canal de l'urètre.

5° De la prostate.

Cette glande, située à la partie inférieure du col vésical, embrasse entièrement ce col, ainsi que la première partie de l'urètre; elle est abondamment pourvue de filets nerveux; la prostate sécrète un liquide blanc analogue au sperme, mais moins visqueux. Ce liquide est destiné à *diluer* la matière sécrétée par les testicules et n'est doué d'aucune puissance fécondante.

Cette glande augmente de volume chez le vieillard, et, dans certains cas, acquiert des dimensions énormes ; elle est quelquefois le siége de *dégénérescences* de diverses natures.

DE LA VERGE.

La verge ou *pénis* est l'organe de la copulation chez l'homme.

Elle est constituée par les *corps caverneux,* le *canal de l'urètre,* des *vaisseaux,* des *nerfs,* des *muscles;* ces diverses parties de l'organe sont enveloppées par la peau ou *fourreau* de la verge.

Dans le mécanisme de l'érection, ce sont les deux corps caverneux qui jouent le rôle principal, leur structure anatomique leur permettant de recevoir et surtout de retenir et de soustraire pendant le temps que dure cette érection, une grande quantité de sang de la circulation générale.

Les corps caverneux forment la plus grande partie de la verge : distincts d'abord à leur

FIGURE 2.

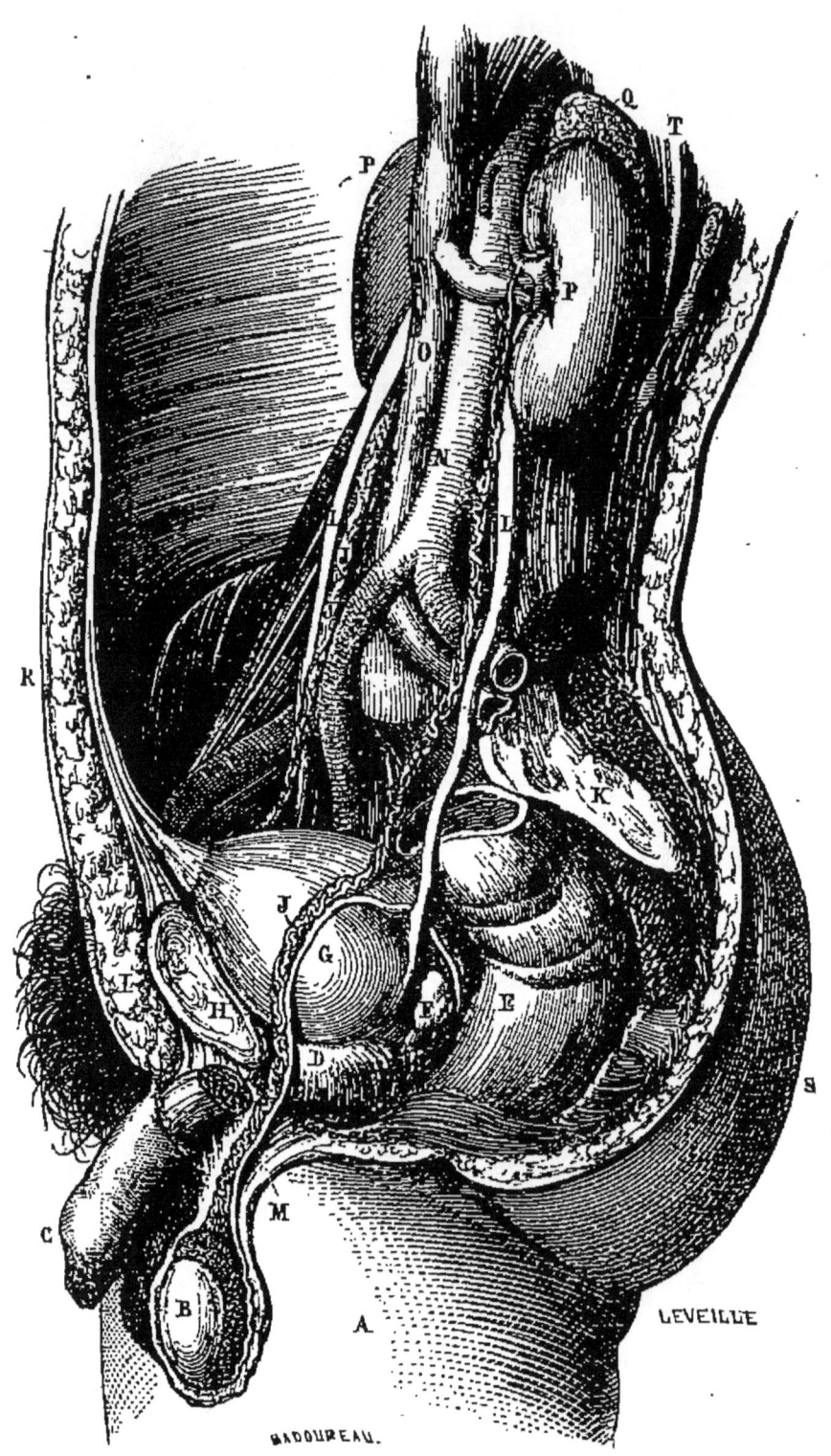

FIGURE 2.

Coupe médiane de l'appareil génito-urinaire de l'homme, permettant de voir les divers organes et leurs rapports.

Q. Capsules surrénales.
P. P. Les reins.
L. L. Les uretères.
G. La vessie.
F. Les vésicules séminales.
D. La prostate.
C. La verge.
B. Le testicule.
M. Corps caverneux de la verge.
E. Rectum (*partie inférieure du gros intestin*).
K. Surface articulaire de l'os iliaque.
J. Artères, veines, nerfs spermatiques formant le cordon.
R. Paroi abdominale.
H. Os pubis.
N. Artère aorte.
O. Veine cave inférieure.
A. Face interne de la cuisse droite.

origine, ils se réunissent bientôt au canal de l'urètre en lui formant une *gouttière* à leur partie inférieure.

En avant ils se réunissent à la *portion spongieuse* de l'urètre pour former le *gland;* en s'adossant ils forment également à leur partie supérieure un *sillon* destiné à loger les *vaisseaux* et les *nerfs dorsaux* de la verge.

A l'extrémité *antérieure* de l'organe, la peau ne lui est plus adhérente; elle se réfléchit d'avant en arrière, s'adosse à elle-même, prend les caractères d'une *membrane muqueuse*, et, arrivée à la *couronne du gland*, après s'être réfléchie une seconde fois, forme cette gaîne à laquelle l'on a donné le nom de *prépuce*.

L'extrémité du prépuce s'accole à la face urétrale de la verge par un repli muqueux que l'on nomme *frein* ou *filet du prépuce*.

La longueur du prépuce est très-variable; son orifice est, chez quelques personnes, assez étroit pour que ce repli cutané ne puisse être porté en arrière ; il arrive quelquefois alors que, pendant les efforts pour accomplir l'*acte sexuel*, le prépuce, entraîné en arrière du gland, ne peut revenir à sa place et forme au-dessus de celui-ci un *étranglement* dont la *réduction* n'est pas toujours possible. Dans ce cas, ainsi que nous le dirons en traitant du *phimosis* ou de la *circoncision*, une de ces deux opérations rend seul possible le rapprochement sexuel.

DESCRIPTION DE L'APPAREIL URINAIRE.

L'appareil qui préside à la sécrétion et à l'excrétion des urines se compose des *reins* auxquels s'ajoutent les *capsules surrénales*, des *uretères*, de la *vessie* et de l'*urètre*; ces divers organes sont tapissés intérieurement par une membrane muqueuse; les reins ont un parenchyme particulier.

1º Des capsules surrénales.

Appliqués sur l'extrémité supérieure des reins, ces organes sont des *glandes à vésicules closes*; elles sont parcourues par une grande quantité de sang et semblent avoir pour but de lui faire subir une transformation sur laquelle les physiologistes ne sont pas complétement d'accord; pour la majorité des expérimentateurs, ces glandes serviraient à séparer du sang une *matière pigmentaire*. Addison, en 1855, a publié des faits relatifs à une maladie qui serait due à l'altération des *capsules surrénales* et à laquelle il a donné le nom de *maladie bronzée*.

Quoi qu'il en soit, la science n'a pas encore dit son dernier mot sur cette question fort difficile à résoudre.

FIGURE 4.

Représentant la coupe de l'appareil génito-urinaire.
COUPE VERTICALE MÉDIANE).

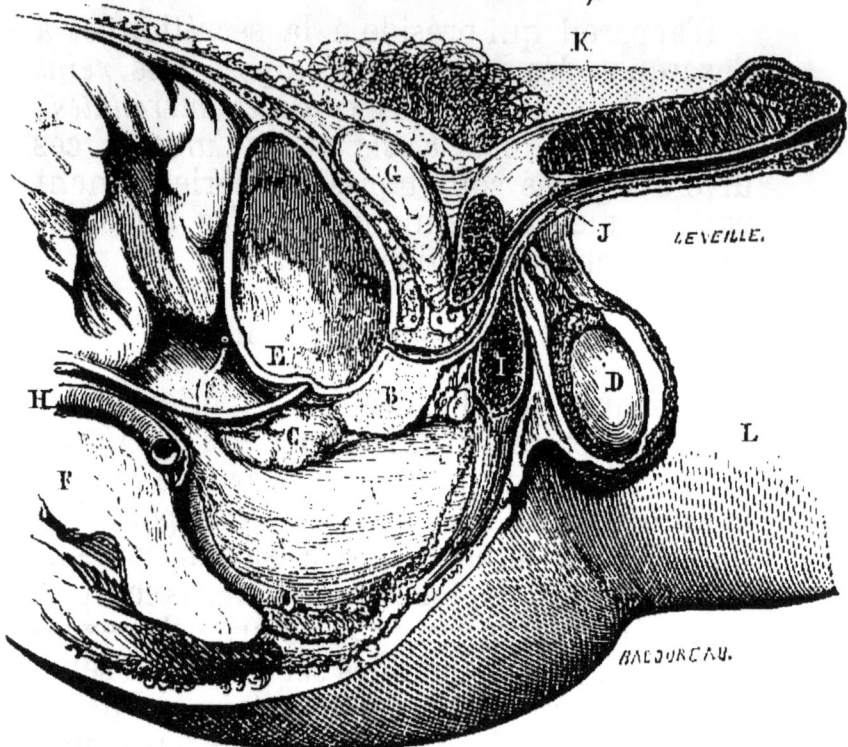

D. Testicule gauche.
E. Intérieur de la vessie.
C. Vésicule séminale et canal déférent.
B. Prostate.
J. Canal de l'urètre.
K. Verge.
L. Cuisse gauche.
I. Bulbe.
G. Os pubis.
F Surface articulaire de l'os sacrum.
H. Artères et veines iliaques.

2° Du rein.

Le *rein* ou les *reins*, puisque ces organes sont pairs, sont des glandes situées de chaque côté de la colonne vertébrale, au niveau de la région lombaire. Dans des cas rares, il n'existe qu'un seul rein à cheval sur la colonne vertébrale. Les reins ont généralement une longueur de 9 à 11 centimètres, une largeur de 5 à 6 ; ils ont la forme d'un *haricot*.

Ils sont constitués essentiellement par un tissu parenchymateux, formé de deux substances, l'une *extérieure*, appelée *corticale*, l'autre *intérieure*, nommée *tubuleuse* et renfermant des *tubes urinifères* et des *corpuscules* découverts en 1664 par Malpighi, célèbre anatomiste italien, qui leur a donné son nom.

Ces glandes se distinguent par le volume de leurs vaisseaux sanguins et la quantité de sang qui les traverse dans un espace de temps très-court ; nous donnons ci-contre une planche représentant un fragment de la *substance corticale* du rein, les *tubes urinifères* qui y font suite, les *vaisseaux* et les *filets nerveux du grand sympathique*.

L'abondance du sang que le rein reçoit, l'enveloppement de chacun des corpuscules du rein par un réseau vasculaire, sont des conditions qui favorisent la rapidité de la sécrétion de l'urine, qui s'élève en moyenne à

1 kilog. ou 1 kilog. et demi dans les vingt-quatre heures.

Voici le mécanisme de cette sécrétion : l'urine s'accumule dans les tubes urinifères de la substance corticale et arrive par ceux de la substance tubuleuse, dans les *calices* et dans le *bassinet*, pour ensuite traverser les *uretères,* et s'accumuler dans la *vessie.*

La sécrétion de l'urine est *continue;* les stations verticales ou assises la favorisent.

3° Des uretères.

Les uretères sont de longs conduits, de structure membraneuse, qui s'étendent du *bassinet* au bas-fond de la vessie. Leur face interne est tapissée par une membrane muqueuse qui fait suite à celle du bassinet et est continuée par celle de la vessie.

Il n'y a qu'un *uretère* pour chaque rein. Son calibre est variable; en général, il a le volume d'une plume à écrire, mais il peut se distendre d'une manière considérable s'il survient un obstacle au libre cours de l'urine.

4° De la vessie.

La vessie est une cavité musculo-membraneuse, située dans le petit bassin; elle sert de réservoir à l'urine. Les femmes, qui ont contracté l'habitude de conserver longtemps leurs urines, ont ce viscère très-grand.

On appelle *col de la vessie* le point où commence le canal de l'urètre. Ce *sphincter* ne cède le passage à l'urine que lorsque la volonté intervient et qu'elle sollicite la contraction des parois musculaires de l'abdomen et de la vessie, ou lorsque la distension du viscère est arrivée à une limite extrême.

La vessie est en rapport *chez l'homme* avec les *vésicules* séminales, les *canaux déférents*, le rectum, etc.

Chez *la femme*, le bas-fond de la vessie est en rapport avec le *vagin* et la partie inférieure du *col de l'utérus (matrice)*; ces rapports sont les seuls qui nous intéressent au point de vue des affections qui font l'objet de cette étude.

La vessie est revêtue à sa surface intérieure d'une membrane muqueuse; on remarque à cette surface des saillies qui peuvent s'effacer par la distension de l'organe; dans quelques cas, les saillies sont permanentes et produites par des faisceaux de la membrane musculaire; l'on a donné le nom de *vessies à colonnes* à celles qui présentent cette structure particulière; quelquefois la *membrane muqueuse* s'enfonce dans les espaces aréolaires compris entre ces colonnes, et cette variété anatomique prend le nom de *vessie à cellules*.

Nous verrons plus loin, en étudiant la *gravelle* et les *calculs urinaires*, l'importance extrême et la gravité que cette conformation anatomique peut donner à ces maladies.

5° Du canal de l'urètre.

Ce canal, destiné à l'excrétion du sperme et à celle de l'urine, naît du col de la vessie; sa longueur est de 20 à 27 centimètres selon les sujets; on le divise anatomiquement en trois portions : une *portion prostatique*, une *portion membraneuse* et une *portion spongieuse*. En avant, la portion spongieuse se renfle et forme le *gland*, au sommet duquel s'ouvre le méat urinaire, haut de 6 à 8 millimètres.

Sur la paroi inférieure de la *portion prostatique* il existe une saillie appelée *crête urétrale (veru-montanum)*, de chaque côté de laquelle s'ouvrent les conduits de la glande prostate et les *canaux éjaculateurs*.

Le canal de l'urètre est tapissé par une membrane muqueuse pâle, qui est la continuation de celle de la vessie et des vésicules séminales.

FIGURE 5.

Représentant la coupe verticale du rein de l'homme.

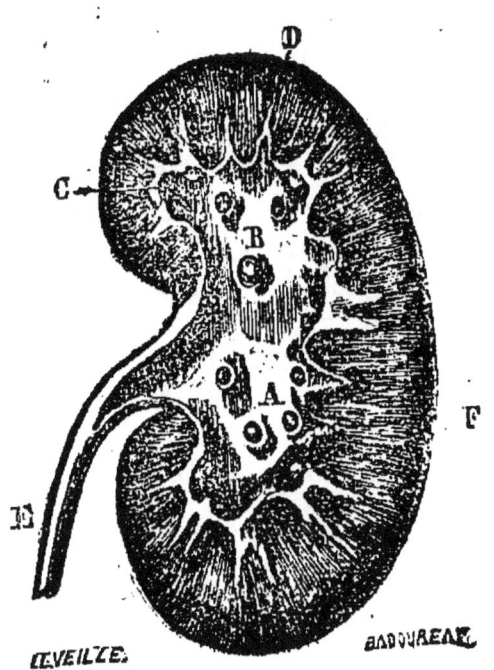

A B. Bassinet.
C. Mamelon.
D. Substance corticale.
E. Uretères (*partie supérieure*).
F. Calice.

DE L'URINE.

Ce liquide excrémentitiel est sécrété par les *reins*, chargés de le séparer du sang en vertu d'une action vitale qui leur est propre.

Les médecins du moyen âge donnèrent une extension absurde à la séméiologie de l'urine, et ce fut surtout aux XVIe et XVIIe siècles que l'*uroscopie* et l'*uromancie*, furent en faveur, et s'allièrent à l'art médical en même temps que l'*alchimie*, l'*astrologie*, la *magie* et autres pratiques superstitieuses.

Van Helmont, Bayle, Bellini, Boerhave, et plusieurs autres célèbres médecins et chimistes, firent quelques recherches sur la composition de l'urine, mais à part le *phosphore* qu'ils y découvrirent, rien de bien intéressant pour la médecine ne résulta de ces divers travaux.

Il faut arriver en 1773 et 1778, époque où Rouelle le Jeune et Scheel y découvrirent l'*urée* et l'*acide urique*; plus tard, les travaux de Fourcroy et de Vauquelin, ceux plus récents de Thénard, de Proust, de Berzélius, fournirent de précieux matériaux, dont les recherches contemporaines des Lecanu, Donné, Bouchardat, Liémann, et d'autres encore, ont augmenté la richesse.

On peut dire que l'*urologie* à laquelle les anciens attachaient une importance extrême, mais complétement empirique, existe aujourd'hui, et est une des ressources les plus précieuses pour aider à compléter le *diagnostic* de certaines affections, et instituer un traitement rationnel.

Aucune des humeurs de l'économie animale ne présente plus de variétés dans ses propriétés physiques et chimiques, non-seulement d'un individu à un autre, mais encore sur le même individu et dans un espace de temps fort court. Voici l'analyse de l'urine normale faite par le chimiste Berzélius, analyse qui est généralement adoptée comme offrant la composition moyenne exacte de ce liquide, dans l'état de santé.

Urée.	30,10
Acide lactique . . . . ⎫	
Lactate d'ammoniaque . . . . ⎬	17,14
Matière extractive. . . . . ⎭	
Acide urique.	1,00
Humeur vésicale	0,32
Sulfate de potasse.	3,71
Sulfate de soude	3,16
Phosphate de soude	2,94
Biphosphate d'ammoniaque	1,63
Sel marin.	4,45
Sel ammoniac.	1,50
Biphosphate de chaux et de magnésie.	1,00
Silice	0,03
Eau	933,00

Beaucoup de causes physiologiques et pathologiques font varier ces éléments constitutifs, et viennent en modifier les propriétés chimiques.

A l'état purement physiologique, on distingue deux sortes d'urine : celle du matin, ou *urine du sang*, et celle du soir, ou *urine de la digestion*. Elles diffèrent essentiellement de composition, et il n'est pas indifférent d'opérer sur l'une ou sur l'autre, lorsqu'on y recherche les éléments d'un diagnostic.

Dans certaines maladies, l'urine peut contenir de l'*albumine*, du *chyle*, de la *graisse*, du *sucre*, du *lait*, du *liquide spermatique*, du *pus*, du *sang*, *etc.*, et ces diverses substances peuvent être reconnues, soit par l'aspect extérieur, l'action de la *chaleur*, la réaction de divers *acides* ou *alcalis*, soit par l'*examen microscopique* ou la *lumière polarisée*.

Dans quelques *affections nerveuses* les urines sont d'une transparence remarquable; le contraire a lieu dans les *affections fébriles*; dans certaines maladies putrides elles prennent même une coloration noirâtre, leur odeur est modifiée également par les mêmes causes.

Des *sédiments* ou dépôts s'y montrent fréquemment aussi, même à l'état de santé, et un simple abaissement de la température suffit pour opérer la précipitation de quelques-uns de ces éléments.

DU SPERME.

Le sperme est l'élément *mâle* de la reproduction.

Il est liquide, épais, filant comme le blanc d'œuf, il est soluble dans l'eau et dans les acides ; comme l'albumine, il se coagule dans l'alcool, il possède une odeur presque analogue à celle de l'ail ; cette matière, mise sur des charbons ardents, répand une odeur de corne brûlée, en donnant naissance à de l'ammoniaque ; la chaleur ne la coagule pas.

Nous savons peu de choses sur la composition *intime* du sperme, car au moment de son émission, ce liquide est constamment mélangé avec des produits de sécrétion multiples, provenant des *glandes de Cooper*, de la *glande prostate* et des *follicules urétraux*.

L'observation superficielle montre que, dans le fluide séminal, une matière dense est mêlée en proportion variable à un liquide translucide.

Cette matière dense est formée, par une certaine quantité de *corpuscules* filiformes, doués de mouvements, et auxquels on a donné le nom de *spermatozoïdes*.

Ces corpuscules, dont la nature réelle n'est pas encore complétement connue, sont un des éléments caractéristiques du fluide sécrété par les testicules ; ils existent chez tous les animaux, et l'observation a démontré que si cet élément indispensable se trouve faire défaut dans la liqueur prolifique, la fécondation ne peut avoir lieu.

Les expériences variées faites par les physiologistes les plus sérieux ne laissent aucun doute sur le fait positif de la *propriété fécondante spéciale* de cette partie du sperme.

DES SPERMATOZOÏDES.

C'est en 1677, à Louis Ham, jeune étudiant allemand, qu'est due la première observation microscopique de ces corpuscules mouvants, qui existent dans le sperme ; mais il faut arriver jusqu'à 1824, pour voir s'accomplir une série de travaux sérieux sur leur rôle véritable dans l'acte merveilleux de la fécondation.

Ces petits corps n'ont ni structure ni organisation apparentes.

On les a désignés sous le nom de : *zoospermes, animalcules spermatiques, spermatozoaires*, mais aujourd'hui on leur donne le nom de *spermatozoïdes*, cette dénomination ne faisant rien préjuger sur leur nature réelle.

Il est nécessaire d'employer un grossissement de *trois à quatre cents fois*, pour apercevoir le contour de ces corpuscules, car leur longueur totale est d'environ $\frac{5}{100}$ de millimètre, et leur largeur de $\frac{1}{300}$ à $\frac{1}{200}$ de millimètre.

La *figure* 7 représente les spermatozoïdes de l'homme.

Ces animalcules exécutent des mouvements très-rapides de progression, mouvements qui ont toujours lieu du côté de la tête et relativement à leur longueur, et qui ont beaucoup d'analogie avec la reptation des serpents. Les spermatozoïdes continuent à se mouvoir dans le sperme longtemps après la mort, pourtant l'influence du *froid,* ou d'une température élevée, ainsi que l'action des *acides,* des *alcalis,* fait cesser en eux toute apparence de vitalité.

Mais ce qui est très-important à connaître, c'est que le *liquide leucorrhéique (flueurs blanches)* mis en contact avec ces animalcules fait cesser leur mouvement.

Cette observation précieuse est due aux travaux de Donné et à ceux de Godard; elle vient expliquer d'une manière positive la *stérilité* de beaucoup de femmes des villes affectées de *pertes blanches*; on se rend compte facilement alors de l'infécondité de certains mariages et des moyens de guérison que le médecin doit employer pour faire cesser cette cause spéciale de stérilité.

On doit donc considérer les spermatozoïdes comme absolument nécessaires pour que la fécondation puisse s'opérer, et nous devons ajouter que les recherches récentes ont démontré que ces animalcules, en perdant leur apparence vitale, perdent *complétement* leur

DESCRIPTION DE L'APPAREIL URINAIRE.

FIGURE 6.

Représentant la substance tubuleuse du rein de l'homme, vue au microscope.

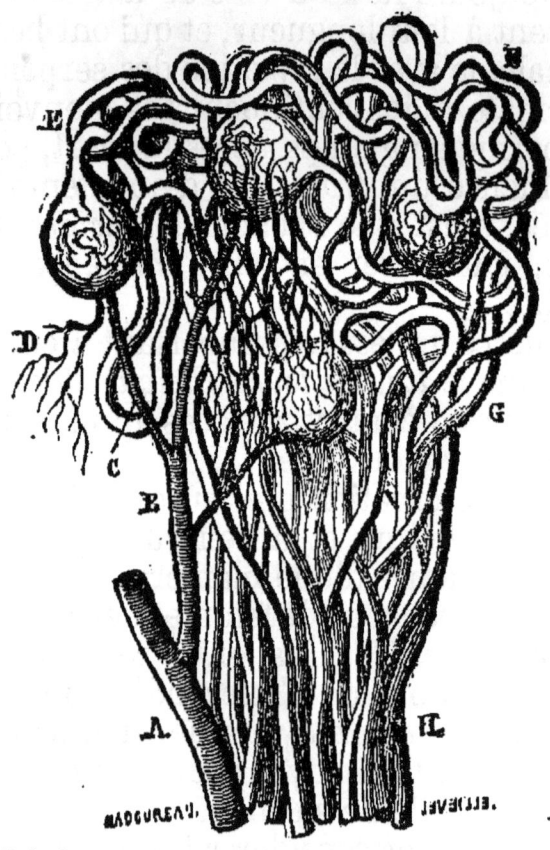

E. Cul-de-sac formé par la terminaison des tubes urinifères.
G. F. Faisceaux de fibres lamelleuses.
C. D. A. Vaisseaux sanguins sur lesquels existent des tubes nerveux sympathiques.

FIGURE 7.

Représentant la structure des animalcules spermatiques de l'homme, observés au microscope.

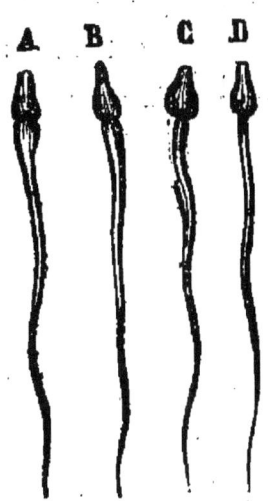

(Leur longueur moyenne est de 5 centièmes de millimètre.)

pouvoir fécondant, et que la puissance prolifique du sperme est en raison de leur plus ou moins grande *motilité*.

Ces animalcules microscopiques apparaissent dans le sperme de l'homme au moment de la puberté; beaucoup de vieillards conservent, dans un âge avancé, cet élément indispensable de la reproduction.

Les individus épuisés par les excès vénériens, par des pertes séminales et quelques autres affections des voies génito-urinaires produisent un sperme où les spermatozoïdes n'existent qu'en très-petit nombre et se meuvent à peine.

FIGURE 3.

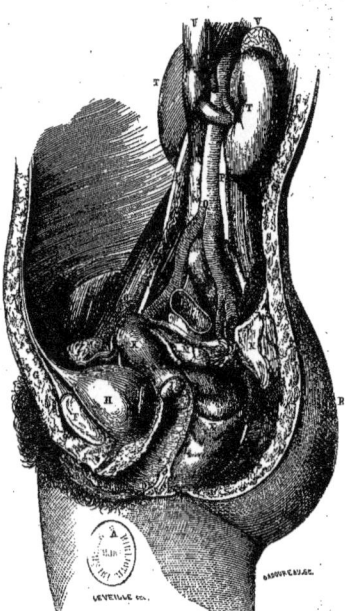

FIGURE 3.

Coupe médiane de l'appareil génito-urinaire de la femme, permettant de voir les divers organes et leurs rapports.

V. Capsules surrénales.
T.T. Les reins.
U. Veine cave inférieure.
P.P. Les uretères.
Q. Artère aorte.
S. Paroi lombaire.
N. Os iliaque.
M.M. Ovaires.
L.L. Pavillon de la trompe.
K. Utérus.
J. Col de l'utérus.
H. Vessie.
I. Partie inférieure de l'uretère gauche.
F. Os pubis.
X. Intestin rectum.
B. Ouverture de l'urètre.
E. Vagin.
C. D. Entrée du vagin.
A. Face interne de la cuisse droite.

DEUXIÈME PARTIE.

MALADIES DE L'APPAREIL URINAIRE.

DE LA NÉPHRITE.

CAUSES DE LA NÉPHRITE.

La néphrite ou *inflammation du rein* peut résulter de causes nombreuses et variées.

Les plaies, les contusions un peu fortes peuvent la provoquer; alors elle prend le nom de *néphrite traumatique*. On l'observe rarement.

Les causes les plus fréquentes sont la *rétention d'urine* et la présence de *calculs* dans ce que l'on appelle le *bassinet* et ses divisions; lorsque l'urine ne peut s'écouler dans son réservoir ordinaire, il survient dans le rein une distension plus ou moins considérable qui amène cette inflammation; les calculs urinaires la produisent aussi par l'irritation que leur surface rugueuse cause aux parois avec lesquelles ils sont en contact.

L'inflammation d'une des parties de l'appareil *génito-urinaire* peut s'étendre jusqu'au rein et causer une néphrite par *extension*. Ainsi, la *blennorrhagie,* la *cystite* en sont fréquemment le point de départ.

Cette affection peut se développer par l'impression du *froid subit*, un écart de régime; plusieurs préparations de cantharides la produisent; dans quelques cas très-rares, la maladie a paru avoir pour cause la présence de certains parasites animés, comme le *strongle géant,* les *hydatides.* La néphrite se montre souvent chez les goutteux.

Cette affection est plus fréquente chez les vieillards que chez les adultes, chez les hommes que chez les femmes ; l'hérédité paraît favoriser la production de cette maladie.

On a divisé l'inflammation du rein en *néphrite simple,* aiguë ou chronique, et en *néphrite calculeuse.*

DE LA NÉPHRITE SIMPLE AIGUE.

La néphrite aiguë débute par un frisson plus ou moins intense, suivi de chaleur, de sueur, d'agitation ; une douleur quelquefois très-vive, où bien sourde, profonde, que la moindre pression exaspère, se fait sentir dans la légion lombaire en s'irradiant fréquemment du côté de la vessie, à l'aine, aux testicules.

L'urine est rendue goutte à goutte, et elle cause à son passage une vive douleur, elle est beaucoup plus rouge qu'à l'état normal; parfois elle est mêlée de sang.

Quelquefois il se joint à ses premiers symptômes des vomissements, des renvois, un mal de tête très-intense, et la fièvre, beaucoup plus forte, prend le caractère *intermittent*.

Si un traitement énergique est employé dès le début, la maladie peut ne durer que 6 à 8 jours; alors la transpiration et l'urine deviennent plus abondantes, la fièvre et la douleur disparaissent.

Quelquefois cette affection prend un caractère plus aigu, les symptômes augmentent d'intensité, la douleur devient gravative, l'urine se trouble de plus en plus, et on ne tarde pas à y constater la présence du pus; la suppuration s'est établie dans l'organe enflammé.

Quelquefois cette suppuration passe à *l'état chronique* et se prolonge d'une manière indéfinie; ou bien, il survient des accidents graves avec complications du côté du cerveau, des crampes d'estomac, des mouvements convulsifs, qui laissent peu d'espoir de guérison.

SYMPTOMES DE LA NÉPHRITE SIMPLE.

Au début de cette affection, les symptômes généraux et locaux sont presque nuls, la douleur existe à peine, mais l'urine perd son acidité, devient alcaline et dépose une assez grande quantité de *phosphate de chaux* et *ammoniaco-magnésien;* la maladie peut rester ainsi stationnaire pendant assez longtemps, et la guérison avoir lieu sous l'influence d'un traitement rationnel.

TRAITEMENT DE LA NÉPHRITE SIMPLE.

L'inflammation aiguë du rein est d'un traitement assez facile au début : la *saignée* plus ou moins copieuse, selon l'âge et la force du malade, les *sangsues* aux lombes, à l'anus, des *bains tièdes* prolongés, les *lavements émollients*, les *boissons mucilagineuses*, l'eau de gomme, d'orge, de racine de guimauve, la diète, constituent le traitement qui réussit le mieux ; lorsque la maladie a une tendance à passer à l'état chronique, on donne au malade une *alimentation très-légère, l'eau de Spa;* on entretient et on excite les fonctions de la peau par des *frictions chaudes* avec de la flanelle, etc.

Si la *néphrite* a sa cause dans un *rétrécissement du canal de l'urètre*, un gonflement de la *glande prostate* ou une affection quelconque de l'appareil génito-urinaire, il est indispensable d'instituer le traitement de ces affections, afin de supprimer cette cause mécanique de l'inflammation du rein.

Quelquefois, nous donnons avec succès des pilules de *térébenthine cuite*, la tisane de *pareira brava*, d'*uva-ursi*, le *petit-lait*, l'*eau de Vichy*; dans quelques cas, on prescrit aussi un exercice modéré, et, si cela est possible, le séjour à la campagne.

DE LA NÉPHRITE CALCULEUSE.

La *néphrite calculeuse* est très-fréquente et elle existe assez souvent dans les deux reins à la fois; cette affection est presque toujours précédée et accompagnée de *gravelle*, et elle débute d'emblée dans beaucoup de cas, surtout si un calcul immobile dans le rein jusqu'à un certain moment vient à changer de place; il provoque alors immédiatement tous les symptômes de la *néphrite aiguë*.

Les attaques sont souvent très-vives, très-douloureuses, avec des rémissions et des exacerbations successives.

SYMPTOMES DE LA NÉPHRITE CALCULEUSE.

Le malade est ordinairement pris d'une douleur atroce à laquelle on a donné le nom de *colique néphrétique*. Cette douleur acquiert beaucoup de force et retentit dans l'aine, à la vessie, et jusqu'aux testicules, qui se rétractent et remontent vers l'anneau inguinal. Ces douleurs s'accompagnent de crampes, de refroidissement ; l'urine est claire et s'écoule goutte à goutte ; quelquefois elle est complétement supprimée ; si le calcul a produit une érosion des parois muqueuses du bassinet ou de l'uretère, elle peut être teinte de sang.

Il y a aussi quelquefois des nausées, des vomissements ; le ventre est tendu, douloureux ; il survient des syncopes qui peuvent avoir une terminaison funeste.

Mais, le plus souvent, aussitôt que le calcul a franchi l'*uretère*, ou qu'il est placé dans une situation où il ne provoque plus de douleurs, le malade urine, le calme revient peu à peu, et tous les symptômes disparaissent jusqu'à ce qu'une nouvelle attaque les fasse reparaître.

L'état d'irritation que les crises entretiennent dans le rein et la présence de ces calculs, amènent fréquemment des *hématuries* (pissement de sang) ; l'urine perd sa limpidité et se mélange de matière muco-purulente d'abord, puis bientôt de pus véritable.

Dans les cas les plus heureux, le calcul, après avoir franchi le bassinet et l'uretère, arrive dans la vessie, d'où il est expulsé ou d'où on l'extrait.

Mais il existe rarement un seul calcul, et l'inflammation du rein, suspendue quelques jours, ne tarde pas à reprendre une gravité nouvelle qui peut se compliquer de désordres de plusieurs sortes et avoir une terminaison funeste.

TRAITEMENT DE LA NÉPHRITE CALCULEUSE.

On saigne le malade aussitôt la nature de l'attaque reconnue ; on pose des sangsues ou des ventouses scarifiées ; on couvre le côté atteint de cataplasmes ; on tiendra le malade dans un bain si cela est possible ; on administrera plusieurs *lavements laudanisés* ; et, si les symptômes augmentent d'intensité, on donnera quelques cuillerées de *sirop d'éther* ; on fera des frictions sur le côté avec de l'*éther acétique*.

Si les douleurs diminuent, le malade devra se tenir immobile, afin d'éviter à nouveau de déplacer le calcul, et bientôt on pourra lui faire prendre l'eau de *Balaruc*, de *Contrexeville*, de *Vichy* ; on donnera le *bicarbonate de soude*, la *magnésie* à l'intérieur ; les tisanes usitées sont : le *chiendent* avec addition de *nitrate de potasse*, (un gramme par litre), l'infusion de *racine de fraisier*.

Un exercice modéré, un régime sévère, avoir le soin d'éviter le froid, telle est l'hygiène qui convient pour éviter la récidive.

Il existe encore une autre inflammation du rein, à laquelle on a donné le nom de *néphrite goutteuse*.

Cette forme ressemble beaucoup, par ses manifestations symptomatiques, à la néphrite aiguë simple. Mais l'urine contient une grande quantité d'*acide urique*.

Le traitement des accidents de cette forme de néphrite est le même que celui de la néphrite simple. Nous y renvoyons le lecteur.

On devra ajouter à ces moyens les révulsifs les plus propres à rappeler la goutte à l'extérieur.

DE LA GRAVELLE.

On donne le nom de *gravelle*, « à des concrétions qui, formées dans le rein, peuvent sortir par les conduits urinaires en déterminant ou non les symptômes connus sous la dénomination de *colique néphrétique*. » Ce nom est aussi communément appliqué à l'ensemble des symptômes qui précèdent, accompagnent ou suivent la présence de ces *graviers* dans les urines.

Cette affection est très-fréquente et survient sous l'influence des causes diverses, que nous allons énumérer rapidement, en insistant seulement sur les principales.

CAUSES DE LA GRAVELLE.

La gravelle, surtout celle qui est caractérisée par des graviers d'un certain volume, est beaucoup plus fréquente chez les adultes et les vieillards que chez les enfants.

Ainsi que nous l'avons dit, en faisant connaître l'anatomie et la physiologie de l'appareil urinaire, les *reins* sont les organes sécréteurs de l'urine. Ces glandes peuvent être l'une ou l'autre le siége d'inflammations de diverses natures, et sous la dépendance de causes variées.

Nous avons étudié la composition de l'urine de l'homme à l'état de santé, et nous avons pu voir qu'un grand nombre d'éléments entrent dans sa composition.

Chez les individus affectés de gravelle, les principes qui constituent l'urine présentent des différences de nature, de proportion ; on ne sait pas encore exactement à quelle anomalie de la nutrition ou à quelle modification de la sensibilité locale sont dus les changements dans les éléments du liquide excrété.

Quelques causes augmentent ou diminuent la quantité des sels qui entrent dans la composition de l'urine, ou font subir des changements de proportions à la partie aqueuse de ce liquide.

Ces mêmes causes peuvent développer des conditions organiques, qui, en ralentissant le cours de l'excrétion de l'urine, et amenant un abaissement de température, favorisent la stagnation et, par suite, le dépôt d'une portion des sels qui existaient en dissolution.

L'activité générale diminue avec l'âge, le goût pour les boissons spiritueuses augmente, la nourriture est plus succulente, et si, à ces conditions, s'ajoute une profession ou des goûts sédentaires, on comprend que des matériaux qui devaient être brûlés ou excrétés par les sueurs, pourront se trouver précipités à l'état de dépôt dans l'urine et arriveront à former peu à peu des concrétions calculeuses. (*Voir composition de l'urine.*)

Dans les pays chauds, les affections calculeuses sont presque inconnues ; les contrées humides et tempérées semblent avoir le privilége de développer ces maladies.

Certains aliments ont été accusés gratuitement de produire la gravelle ; ainsi, il n'est pas rare d'entendre dire que le *sel marin*, les *poissons*, les *viandes salées* peuvent être la cause de cette affection.

Il en est de même de quelques eaux séléniteuses provenant de sources profondes, ayant filtré à travers des terrains de nature calcaire, et qui pourtant sembleraient, avec plus de raison, avoir une analogie avec la nature intime de certains graviers ; mais on connaît diverses contrées où les habitants n'ont pour leur usage journalier que des eaux chargées de ces sels calcaires, et où la gravelle est d'une extrême rareté.

Du reste les progrès de la chimie ont renversé bien des théories et détruit beaucoup de croyances erronées sur ce point de physiologie comme sur beaucoup d'autres.

Un grand nombre d'observations semblent prouver que la gravelle est héréditaire ; pourtant des praticiens très-autorisés ne se prononcent pas complétement sur ce point.

Certaines maladies des voies urinaires, comme le *rétrécissement*, l'*obstruction des uretères*, en rendant l'écoulement de l'urine lent et difficile, peuvent favoriser le dépôt des concrétions.

Magendie avait dit, d'après ses expériences physiologiques, qu'une alimentation composée presque exclusivement de viandes noires était la principale cause de la *gravelle rouge* (*gravelle urique*) ; plus récemment on a cru pouvoir affirmer que le régime fortement *azoté* n'était pas la cause exclusive de cette nature de gravelle, et on a attaché moins d'importance à ce régime.

Certains aliments de nature végétale, ceux qui contiennent de *l'acide oxalique*, l'oseille par exemple, peuvent déterminer, si on abusait de leur emploi, la formation de la *gravelle jaune*, composée *d'oxalate de chaux*.

L'usage immodéré du café et du thé, prédisposerait, d'après des expériences de M. Donné, à la *gravelle urique*.

SYMPTOMES DE LA GRAVELLE.

Quelle que soit la nature des graviers, ils peuvent apparaître tout formés, au moment de l'émission de l'urine, ou ne se former que par suite du refroidissement de ce liquide, en présence de l'air extérieur.

Lorsque les graviers ne se montrent que par le fait de cet abaissement de température, *et en dehors* de l'économie, les malades jouissent d'une bonne santé en général, tandis que si ces graviers sortent complétement élaborés, de l'appareil urinaire, les symptômes peuvent offrir dans beaucoup de cas une certaine gravité.

Quelques malades éprouvent d'abord une *gêne*, une *douleur sourde* dans la *région rénale*, l'urine est foncée en couleur et elle laisse déposer un *sédiment rougeâtre* en quantité variable.

D'autres éprouvent dans les reins un *fourmillement* ou une faiblesse douloureuse, variant d'intensité et dont l'exacerbation coïncide presque toujours avec l'expulsion d'une certaine quantité de sable, que le malade trouve le lendemain dans l'urine.

Plus tard les mêmes symptômes continuent en s'aggravant : il survient des douleurs plus vives qui se présentent dans quelques cas avec beaucoup de violence et auxquelles on a donné le nom *de colique néphrétique.*

Ces crises ont lieu alors que des graviers d'une certaine grosseur, formés dans les reins, veulent traverser l'un des *uretères*, et que leur diamètre, plus gros que celui de ce conduit, en irrite les parois par leur surface rugueuse ; quelquefois le resserrement spasmodique du conduit *réno-vésical* suffit pour produire cet accident.

Si un gravier trop gros pour cheminer librement jusqu'à la vessie, s'engage dans la partie supérieure de l'*uretère* et s'y trouve arrêté, il peut donner lieu à plusieurs accès de *colique néphrétique*, à un pissement de sang (*hématurie*) ; il peut survenir une inflammation, la distension des reins par l'urine qui s'accumule derrière l'obstacle, etc.

Dans ces cas l'urine peut contenir du *sang*, du *pus*, du *mucus*, du *sable*, des *graviers*, etc., selon l'état d'inflammation de l'appareil sécréteur et excréteur de l'urine.

Cette dernière diminue quelquefois de quantité, quoique le plus souvent le rein sain supplée l'organe malade.

DE LA NATURE ET DE L'ASPECT PHYSIQUE DU SABLE ET DES GRAVIERS.

Lorsque le malade rend du sable tout formé au moment de l'émission de l'urine, le dépôt a lieu immédiatement dans le fond du vase.

Si, au contraire, le sable n'apparaît que par suite du refroidissement du liquide, le dépôt a lieu sur les parois latérales, qui sont plus en rapport avec l'air atmosphérique. Ces gravelles pulvérulentes ne diffèrent pas comme composition des concrétions plus volumineuses, et les mêmes réactions chimiques en décèlent la nature.

On a réservé le nom de *graviers* à des concrétions plus grosses, variant entre le volume d'un grain de millet et celui d'un pois, et pouvant, dans quelques cas, acquérir un volume plus considérable ; alors ils prennent le nom de *calculs ;* leur forme varie beaucoup ; ils sont ovalaires, oblongs, arrondis, piriformes, prismatiques, comprimés, etc.

Leur *surface* est tantôt lisse, tantôt couverte d'aspérités.

Leur *consistance* est très-variable et dépend de leur composition chimique : il en existe qui s'écrasent à la moindre pression ; d'autres égalent en résistance les pierres les plus dures.

Leur *composition chimique* est également de nature diverse ; ils peuvent être formés *d'acide urique*, de *phosphate ammoniaco-magnésien*, ou *d'oxalate de chaux*.

Ce sont les graviers d'acide urique qui se présentent le plus souvent à l'observation.

Leur *couleur* est également très-variable : elle est *roussâtre*, *fauve*, d'un *blanc grisâtre* ; d'un *gris cendré*, quelquefois *noirâtre*.

MARCHE, DURÉE ET TERMINAISON DE LA GRAVELLE.

La marche de cette affection offre une grande diversité : la grosseur et le nombre des concrétions apportent des physionomies différentes dans les symptômes, depuis la souffrance la plus vive jusqu'à l'apparence de santé la plus complète; et si on ajoute les changements que le régime, l'hygiène, les effets du traitement, etc., peuvent produire, on comprendra qu'une certaine incertitude puisse exister dans quelques cas sur le diagnostic et le pronostic précis.

TRAITEMENT DE LA GRAVELLE.

Le traitement de la gravelle ressemble beaucoup à celui des *calculs rénaux*. Aussi insisterons-nous principalement dans ce chapitre sur le traitement *prophylactique* ou préventif, qui a pour but d'empêcher, autant que possible, la formation de sables ou de graviers dans l'organisme des individus prédisposés à cette affection.

L'usage d'une boisson aqueuse, de tisanes apéritives qui augmentent la sécrétion de l'urine, la rendent plus fluide et empêchent l'aggrégation des molécules salines ou acides, est naturellement indiqué.

Les bains tièdes prolongés agissent dans le même sens et rendent de grands services.

Ainsi que nous l'avons dit, depuis les expériences de *Magendie* sur les substances nutritives plus ou moins azotées, et qui ont démontré à ce physiologiste que l'*acide urique* existait dans une proportion beaucoup plus forte chez les individus qui se nourrissaient presque exclusivement avec des aliments de nature animale, on a égard à cette indication précieuse, malgré les contestations élevées sur ce point.

Vauquelin et Wollaston ont même établi que l'urine d'animaux nourris seulement avec de la viande était entièrement formée de cet acide, et que celle d'animaux semblables ne faisant usage que de végétaux dans leur alimentation était complétement privée de cette matière.

On doit donc proscrire de l'alimentation des individus affectés de *gravelle urique* toute substance trop fortement azotée, ainsi que les végétaux acides et les fruits ; il existe un grand nombre d'observations de gravelles dues à l'usage abusif de salade, d'oseille en potage, etc.

Le régime entre donc pour une certaine part dans le traitement.

Les eaux minérales contenant de l'acide carbonique, la bière légère, le vin de Champagne étendu d'eau, peuvent offrir d'heureuses applications. Tout le monde connaît l'efficacité des eaux de *Vichy*, de *Contrexeville*, etc., dans le traitement des affections calculeuses.

Lorsque l'on a reconnu que les urines contiennent un excès d'acide urique, on administre des eaux alcalines ou des solutions légères de *magnésie*, de *bicarbonate* de *soude*, de *potasse*, de *chaux*.

Depuis les temps les plus reculés, on a traité empiriquement les maladies calculeuses avec des substances qui ont pour base le carbonate de chaux; ainsi on a employé la poudre de *coquilles d'huîtres*, de *limaçons*, de *coquilles d'œuf*, qui ont joui d'une certaine réputation.

Les tisanes diurétiques, de *pariétaire*, de *genêt* conviennent dans beaucoup de cas, et nous obtenons d'excellents résultats des préparations de la feuille d'*uva-ursi*, dans certaines affections de l'appareil urinaire.

Ces divers moyens conviennent seulement dans le cas où les graviers de petites dimensions ne sont pas fixés dans le rein ; ils deviendraient nuisibles, dans le cas contraire, en augmentant les symptômes inflammatoires, par l'excitation qu'ils communiqueraient à l'appareil urinaire.

Mais, nous le répétons, le traitement de la gravelle ainsi que celui de la plupart des maladies des voies urinaires exigent une précision aussi grande que possible dans le diagnostic, et nous conseillons aux malades de ne pas attendre, pour consulter, que l'affection ait acquis des proportions qui en rendent la guérison difficile, sinon impossible.

DES CALCULS RÉNAUX.

La description que nous avons faite des concrétions qui constituent la *gravelle* nous facilite l'étude des calculs rénaux qui ne sont véritablement que des graviers, dont la grosseur est plus considérable, et dont la forme peut varier à l'infini.

Les causes sont les mêmes que celles de la gravelle ; on rencontre ces calculs dans le *bassinet* ou dans les *calices*, quelquefois ils s'arrêtent dans l'*uretère*, et peuvent oblitérer ce canal. La composition chimique des calculs est la même que celle des graviers, mais on en rencontre qui sont formés de couches concentriques superposées, ayant chacune une composition différente et se rapprochant ainsi de la structure des *calculs vésicaux* que nous décrivons plus loin.

SYMPTOMES.

Un calcul même très-gros peut quelquefois exister à l'*état latent* et ne donner lieu qu'à des symptômes obscurs ; mais, le plus souvent, il provoque des douleurs vives dans la région rénale, douleurs qui augmentent sous l'influence d'une course à cheval, en voiture, etc. ; l'irritation produite par le déplacement du calcul peut transformer les douleurs en véritables *coliques néphrétiques* ; il existe ordinairement aussi les divers symptômes de la *néphrite calculeuse*, que nous avons décrits en étudiant cette affection.

TRAITEMENT DES CALCULS RÉNAUX.

Nous avons insisté en indiquant le traitement à prescrire pour combattre la gravelle, sur la *prophylaxie* des affections calculeuses des voies urinaires ; nous ne répéterons pas ce que nous avons dit sur la nécessité d'une *alimentation spéciale*; l'usage de boissons abondantes, et, au moment de l'accès, l'application de quelques *ventouses scarifiées*, des *bains tièdes* et des *cataplasmes émollients* donnent les meilleurs résultats.

DES CALCULS DE LA VESSIE.

On rencontre fréquemment des concrétions dans la vessie, et si l'on considère la multiplicité des causes qui peuvent les y amener, on ne doit pas en être surpris ; d'une part, cet organe reçoit tous les graviers qui descendent du *rein* par l'uretère, et d'un autre côté toutes les affections qui font subir une modification à la composition de l'urine, doivent être considérées comme causes de calculs ; ainsi l'*inflammation des reins*, celle de *la vessie*, la *paraplégie*, le *rhumatisme*, un *obstacle* au cours de l'urine, amenant le séjour anormal de ce liquide dans son réservoir, en sont les causes habituelles ; la présence de corps étrangers dans la vessie est une cause déterminante de la formation des calculs vésicaux.

Les plus grandes différences peuvent exister quant au *nombre*, au *volume*, au *poids* et à la *forme* de ces calculs. Il en existe un au musée Dupuytren, qui fut extrait, le 17 juin 1690, de la vessie d'un curé de Bourges, et qui a le poids véritablement énorme de 1596 *grammes;* c'est le plus gros que nous connaissions. Quelquefois leur *nombre* est tout aussi extraordinaire. Il fut présenté, il y a quelques années à la société de chirurgie de Paris, une vessie contenant *trois cent sept calculs*. Leur *forme* varie aussi à l'infini : on en rencontre d'*ovoïdes*, d'*oblongs*, d'autres sont *arrondis*, *aplatis*, etc.; il y en a de *taillés à facettes;* il en est d'autres dont la surface est complétement *lisse*.

Leur *consistance* dépend des éléments chimiques qui les constituent; elle offre aussi une grande variété ; on en voit qui ont la dureté du marbre; d'autres, au contraire, se laissent facilement écraser par la plus légère pression. Leur *couleur* offre toutes les nuances possibles, et leur *odeur*, presque toujours *fétide* ou *fade*, est quelquefois *aromatique* et rappelle, d'après l'assertion de certains auteurs, l'odeur du *musc*, de la *menthe poivrée*, du *tabac d'Espagne*.

FIGURE 8.

Représentant les instruments lithotriteurs employés pour le broiement de la pierre dans la vessie.

TRAITEMENT DES CALCULS DE LA VESSIE.

Le traitement des calculs de la vessie est complétement *chirurgical*. Jusqu'à ce que la chimie fournisse à la médecine un moyen pratique certain de dissoudre les concrétions calculeuses, le traitement de cette affection se compose seulement de deux opérations, différentes en elles-mêmes, mais ayant toutes deux le même but, l'*extraction du calcul*. Ainsi l'on emploie la *taille*, ou *cystotomie*, dont le but est de se frayer une route à travers les tissus, pour arriver jusqu'à la vessie, afin d'en extraire les calculs ou les corps étrangers qui peuvent s'y trouver contenus. Cette opération, pratiquée de temps immémorial, a été perfectionnée par les chirurgiens modernes ; elle se pratique par diverses méthodes, selon le cas qui la réclame.

La *lithotritie*, opération qui a pour but l'extraction des calculs de la vessie par l'urètre, avec des instruments introduits par le même canal, instruments qui écrasent plus ou moins ces corps étrangers, pour favoriser leur élimination.

Cette opération dont on retrouve l'idée dans un passage d'Albucasis, n'a été réalisée complétement et n'a pris rang définitif dans la pratique que depuis 1824 ; la planche 8 représente un instrument *lithotriteur* qui sert **au broiement des calculs dans l'intérieur de la vessie.**

DE L'INCONTINENCE D'URINE.

Cette maladie est caractérisée par un écoulement *continu*, ou *intermittent* de l'urine, qui s'échappe involontairement, sans qu'il y ait *distension* préalable de la vessie.

On a divisé cette maladie en incontinence *complète* ou *incomplète*, selon que cet écoulement a lieu d'une manière continue, ou que l'émission se fait à des intervalles différents.

Cette maladie s'observe le plus fréquemment chez les enfants et chez les vieillards. L'homme en est plus souvent atteint que la femme.

CAUSES DE L'INCONTINENCE D'URINE.

L'incontinence d'urine apparaît sous l'influence d'un grand nombre de causes.

D'abord les lésions de l'*encéphale*, ou celles de la *moelle épinière* déterminent la paralysie du *sphincter vésical*; il peut exister des *lésions organiques* de la vessie qui viennent également empêcher la contraction de son *sphincter*, et, donner lieu à cette affection; les *excès sexuels*, la *masturbation*, l'abus des *aphrodisiaques* peuvent la causer.

On l'observe quelquefois aussi, à la suite de *contusions violentes* du périnée.

Ainsi que nous l'avons dit, l'*inflammation chronique* de la vessie, les *calculs vésicaux*, la *névralgie du col* déterminent une contraction permanente des *fibres musculaires vésicales*, et l'écoulement de l'urine a lieu d'une manière incessante; c'est l'*incontinence complète*.

SYMPTÔMES DE L'INCONTINENCE D'URINE.

Le principal symptôme de cette affection est l'*impossibilité* de conserver l'urine dans son réservoir; les malades n'éprouvent quelquefois aucune douleur à moins qu'il y ait complication d'une autre affection.

On observe aussi une incontinence d'urine dite par *regorgement;* la vessie se trouvant distendue outre mesure, l'urine s'échappe goutte à goutte; cette variété de la maladie s'observe souvent chez les vieillards, et elle est causée dans la plupart des cas par l'*hypertrophie de la prostate.*

Les malades atteints de *calculs vésicaux* éprouvent souvent cette *fausse incontinence.*

TRAITEMENT DE L'INCONTINENCE D'URINE.

Le traitement de cette affection diffère selon que l'incontinence est *continue* ou *intermittente.* Lorsque l'écoulement est continu, la maladie peut être due à un *relâchement,* une *atonie* du col de la vessie; alors nous faisons faire avec succès des *applications aromatiques* sur le périnée; on administre en même temps les *toniques,* le *quinquina,* le *fer.*

FIGURE 9.

Représentant une sonde à double courant.

Cet instrument sert à introduire rapidement, et à faire passer dans la vessie les injections diverses, que l'on emploie dans le traitement du catarrhe vésical, de l'incontinence d'urine, etc.

Si l'on soupçonnait l'existence d'un *calcul*, après une exploration attentive, le seul moyen de guérison serait l'extraction du corps étranger.

Lorsque l'incontinence est le résultat d'une *sensibilité nerveuse* exagérée, on fait généralement cesser cet état d'irritabilité par des *bains tièdes prolongés*, des *lavements anti-spasmodiques*, le *diascordium* à la dose de 1 à 4 grammes, les *injections froides*, avec une sonde à *double courant*, moyens qui sont parfois *héroïques*.

Les préparations de *noix vomique* rendent de grands services dans cette affection, surtout dans sa forme *intermittente*.

La *belladone*, la *résine de mastic* donnent aussi d'excellents résultats, mais ces dernières préparations demandent la plus grande prudence dans leur administration.

L'application réitérée de *ventouses sèches*, au *périnée*, ainsi que l'*électrisation localisée*, nous ont réussi dans un grand nombre de cas.

DE LA CYSTITE.

La *cystite* ou inflammation de la vessie se présente à l'état *aigu* ou à l'état *chronique*.

On observe aussi ce que l'on a appelé la *cystite du col* de la vessie et la *cystite cantharidienne*.

SYMPTÔMES DE LA CYSTITE AIGUE.

Les malades éprouvent, en même temps que de fréquents besoins d'uriner, une douleur plus ou moins intense, qui va s'irradiant vers le périnée et la région rénale. L'urine sort très-difficilement, et la vessie se trouve complétement distendue.

L'urine qui s'écoule est en petite quantité ; elle est fortement colorée, rougeâtre et laisse déposer des *mucosités* ; presque toujours elle tient en suspension un liquide trouble, lactescent.

Les malades ont beaucoup de fièvre, la soif est vive ; il y a du délire, de l'agitation ; plus tard, et si la suppuration s'établit, la langue devient sèche, le pouls petit et fréquent, il y a du hoquet, et l'urine diminue de quantité ou se supprime. Dans les cas peu graves, ces divers symptômes disparaissent peu à peu ; le cours des urines se rétablit, et l'inflammation entre dans une voie de résolution.

La cystite aiguë se termine :

1º Par *résolution*. — Les phénomènes inflammatoires diminuent, les urines coulent plus facilement, la vessie, quoique encore légèrement tuméfiée, expulse complétement le liquide auquel elle sert de réservoir, mais elle ne le tolère que très-peu de temps.

2º Par *suppuration*. — Les urines ont un aspect *lactescent*, elles renferment du pus qui est chassé avec l'urine, ou qui, se réunissant en foyer, peut perforer les tuniques de la vessie et former des abcès jusque dans le tissu cellulaire qui avoisine les voies urinaires.

3° Par *ulcération*. — Cette terminaison peut provoquer une hémorrhagie; car l'ulcération détruit les parois des vaisseaux vésicaux.

4° Par *gangrène*. — Cette terminaison est beaucoup plus rare; elle survient alors que l'inflammation est très-vive et dans des cas tout à fait exceptionnels.

5° Par *hypertrophie*. — L'hypertrophie des parois vésicales est également fort rare et appartient plutôt à la *cystite chronique*.

6° Par la *rupture de la vessie*. — Très-rare; pourtant, quelques auteurs l'ont observée.

7° Par une *cystite chronique*. — Cette terminaison est extrêmement fréquente. Nous en faisons l'exposé.

8° Par la *paralysie de la vessie*. — Cette terminaison de l'inflammation de la vessie est également une des plus ordinaires.

CAUSES DE LA CYSTITE AIGUE.

L'inflammation de la vessie peut succéder à une contusion, à une plaie de la vessie, résultant d'un accident ou d'une opération chirurgicale; elle résulte aussi du séjour prolongé d'une sonde dans la vessie, ou de l'injection d'un liquide irritant dans ce réservoir; alors, elle prend le nom de *cystite traumatique*.

DE LA CYSTITE.

Si elle prend naissance sous l'influence d'une suppression d'hémorrhoïdes, du vice rhumatismal, goutteux, etc. ; cette forme de cystite prend le nom de *spontanée* ou idiopathique.

Une forme très-fréquente d'inflammation de la vessie est celle appelée *symptômatique*; elle est déterminée par l'*urétrite*, la *vaginite*, l'inflammation des reins, la *métrite* ou inflammation de l'*utérus* chez la femme ; la présence de *calculs* la détermine presque constamment.

Cette maladie est toujours grave, et elle emprunte divers degrés de gravité selon le point où siége l'inflammation : si cette inflammation occupe le voisinage des *uretères*, qui sont, ainsi que nous l'avons dit pages 14 et 15, les conduits destinés à apporter dans la vessie l'urine sécrétée par le rein, ces conduits peuvent s'oblitérer, et de là résultent des complications fâcheuses.

TRAITEMENT DE LA CYSTITE AIGUE.

Au début de cette affection, on emploie le traitement *antiphlogistique* : les saignées générales et locales, les *bains*, les *lavements émollients*, quelques *préparations opiacées*; dans certains cas, des boissons chaudes peu abondantes, la diète.

Si l'émission de l'urine était impossible, on tenterait de sonder le malade.

Dans le cas où la cystite est déterminée par la présence d'un corps étranger, il serait indiqué naturellement de tenter l'extraction de ce corps, et l'on y procéderait, après toutefois que les accidents inflammatoires auraient cessé.

Quand la cystite est produite par une *blennorrhagie*, j'emploie avec succès les préparations *balsamiques*, qui agissent sur la cause de l'inflammation.

CYSTITE DU COL DE LA VESSIE.

L'inflammation du col de la vessie est souvent liée à une affection blennorrhagique ; elle est caractérisée par une très-opiniâtre rétention d'urine et des symptômes inflammatoires d'un caractère plus aigu que dans la précédente affection ; les suites en sont graves, car cette inflammation détermine la formation de *valvules*, par l'hypertrophie des fibres musculaires du col; et la présence de ces *valvules* peut s'opposer à l'évacuation de l'urine après la cessation de la maladie.

Le traitement de cette affection est le même que pour la précédente, et, lorsque la maladie tend à passer à l'état chronique, nous cautérisons légèrement le col vésical avec l'*azotate d'argent*.

DE LA CYSTITE CANTHARIDIENNE.

L'inflammation de la vessie est quelquefois causée par l'application de vésicatoires, qui ont pour base la poudre de cantharides ; les préparations contenant des doses de cette substance, imprudemment administrées à l'intérieur, donnent lieu aux mêmes symptômes.

Cette forme de la maladie est facilement reconnaissable, d'abord parce que la cause en est difficilement ignorée, et que rarement il survient des accidents graves ; la marche en est rapide, et, au bout de quelques jours, toute trace de l'inflammation disparaît.

On traite cette forme de la *cystite aiguë* par les moyens ordinaires, qui réussissent dans les autres formes inflammatoires, telles que les boissons *diurétiques abondantes*, mais surtout en faisant cesser la cause, c'est-à-dire en enlevant le vésicatoire. Du reste, on prévient généralement ces accidents en ne prescrivant que des vésicatoires saupoudrés de *poudre de camphre*.

DE LA CYSTITE CHRONIQUE.

(CATARRHE DE LA VESSIE.)

Cette maladie survient sous l'influence de causes très-diverses, que nous allons énumérer avec soin, d'après les auteurs qui se sont occupés de cette partie de la pathologie des voies urinaires, et, surtout d'après les observations que nous avons pu faire nous-même.

DES CAUSES DU CATARRHE DE LA VESSIE.

Cette maladie est fréquente chez les vieillards; on l'observe moins chez l'adulte, et les enfants; pourtant, ceux affligés d'une constitution *strumeuse, rachitique*, en sont atteints quelquefois; le sexe masculin y prédispose, et, on l'observe fréquemment chez les hommes de lettres, les bureaucrates, qui sont obligés par leur profession, d'être constamment assis; l'abus de l'alimentation *azotée*, ainsi que l'usage de boissons alcooliques y prédisposent.

Quelquefois un changement subit de température peut la causer, ainsi que la cessation trop brusque d'une transpiration habituelle, la disparition de certaines affections de la peau, une répercussion de la *goutte*, du *rhumatisme*, etc.

Les causes les plus ordinaires, sont : *la présence d'un corps étranger dans la vessie*, le *séjour forcé* qu'y fait l'urine.

On peut dire aussi que les tumeurs *prostatiques* et toutes celles qui siégent au voisinage du réservoir de l'urine, causent cette affection dans beaucoup de cas ; nous avons dit qu'elle succédait quelquefois aussi à la *cystite aiguë* dont elle est une des terminaisons. Les rétrécissements produisent aussi cette affection.

DE LA CYSTITE CHRONIQUE.

SYMPTÔMES.

Dans quelques cas les symptômes sont d'abord légers et augmentent peu à peu d'intensité.

Les malades ressentent de la douleur dans le bas ventre (*région hypogastrique*) au moment des garde-robes; il ont des envies d'uriner plus fréquentes qu'à l'état normal, et l'urine sort incomplétement; quelquefois après en avoir rendu quelques gouttes, et, sous l'influence d'un effort, ils rejettent par le canal de l'urètre une matière glaireuse, qui a presque toujours la forme d'un flocon allongé, blanchâtre, et, aussitôt après l'expulsion de ce flocon, l'urine sort librement. Si le catarrhe vésical succède à la *cystite aiguë*, on observe toujours des accès de fièvre qui augmentent ou diminuent d'intensité selon l'état de l'inflammation.

EXAMEN DES URNIES.

L'urine rendue varie dans la quantité; elle est de couleur pâle, mais presque toujours elle a perdu sa transparence; son odeur est très-variable; dans quelques cas elle est extrêmement fétide; elle laisse déposer au fond du vase des *mucosités purulentes*, et, lorsque la maladie est ancienne, ce dépôt muqueux peut former le *tiers*, et, quelquefois la *moitié* du liquide excrété.

Cette matière qui forme le dépôt peut obstruer le col vésical ou le canal de l'urètre.

Ces mucosités ont diverses couleurs ; selon l'état de l'affection, elles peuvent être *blanchâtres, grises, d'un jaune sale;* dans d'autres cas elles sont *vertes, brunes, rougeâtres,* et, s'il existe une exhalation sanguine des parois vésicales, elles peuvent être *noires,* le sang excrété se trouvant décomposé par les acides contenus dans l'urine.

Lorsque le catarrhe de la vessie existe depuis un certain temps, ces mucosités ont une odeur nauséeuse, qui ne rappelle nullement l'odeur ammoniacale qui existe dans d'autres cas.

Les dépôts ont été divisés en deux ordres :

1º Les *dépôts puriformes.* Ils ont une teinte laiteuse, grisâtre ; sont d'abord mêlés à l'urine, et par le repos, ils se décomposent au fond du vase qui les contient.

2º Les *dépôts purulents.* Ces dépôts existent seulement lorsqu'il survient, dans le cours d'un *catarrhe chronique* de la vessie, une exagération des symptômes inflammatoires ; les parois vésicales peuvent s'ulcérer sur un des points de leur surface interne *(la membrane muqueuse)* et il se produit une suppuration momentanée qui se traduit par la présence d'une matière purulente dans l'urine.

Il existe aussi fréquemment dans les urines des personnes affectées de catarrhe de la vessie, des matières de diverse nature, qui s'y trouvent en suspension en quantité plus ou moins grande, telles sont : les *sédiments* qui existent dans les urines alcalines, des fragments *fibrineux* ou *muqueux*, de la *matière grasse* en plus grande proportion qu'à l'état physiologique. Il est une transformation de l'urine que nous avons observée dans un grand nombre de cas, et qui complique la *cystite chronique;* nous voulons parler de la *décomposition putride* de l'urine dont nous dirons quelques mots.

Chez beaucoup de personnes âgées du sexe masculin, la vessie se vide incomplétement, soit qu'il existe une maladie de la glande prostate, soit par suite de rétrécissement du canal de l'urètre, ou bien encore parce que l'inertie des parois du réservoir de l'urine l'empêche d'expulser la totalité de son contenu ; dans ce cas s'il survient une *cystite*, il se forme une légère suppuration de la membrane muqueuse vésicale, et aussitôt les urines se troublent, deviennent *muqueuses*, et bientôt *purulentes*. Bientôt il survient sous l'influence du pus renfermé dans l'urine, une fermentation ammoniacale, et le liquide urinaire ne tarde pas à déposer des sédiments de *phosphate de chaux*, de *phosphate ammoniaco-magnésien*, qui forment des agglomérations et constituent *des graviers, des pierres*, s'ils ne sont pas expulsés.

Ainsi on comprend très-bien que la véritable cause des *graviers phosphatiques* soit la décomposition putride de l'urine, et que les mucosités purulentes, en s'accumulant constamment dans le bas-fond de la vessie, puissent produire des accidents généraux d'absorption putride due à ce foyer infectieux.

Nous exposerons plus loin le mode de traitement qui nous réussit le mieux dans cette forme de catarrhe vésical.

Le catarrhe chronique de la vessie est une maladie qui a toujours une durée assez longue et qui réclame les soins les plus attentifs et les plus éclairés; aussi un traitement rationnel peut-il seul en enrayer la marche, et amener une guérison complète; d'après ce que nous avons dit précédemment des diverses causes qui peuvent produire cette affection, il est naturel de conclure que le traitement sera indiqué d'après la nature de ces causes autant que par les symptômes actuels de la maladie confirmée.

Certaines complications du catarrhe de la vessie, parmi lesquelles nous citerons les *maladies de la prostate*, les *tumeurs fongueuses*, l'existence de *cellules*, etc., que l'on rencontre dans quelques cas, augmentent naturellement la gravité de la maladie, et en rendent le traitement plus difficile et plus long.

TRAITEMENT DU CATARRHE DE LA VESSIE.

Le traitement de la cystite chronique varie

selon les périodes de l'affection. S'il **existe** un *calcul*, un *corps étranger*, il faut en **faire** l'extraction. Le malade devra éviter toute cause d'humidité, habiter un lieu sec, élevé, exposé au midi ; il portera de la flanelle, car il est nécessaire que la peau fonctionne régulièrement.

Quant au régime, il est essentiel que le malade soit sobre, tout en faisant usage d'une bonne nourriture, de vin vieux, tel que le Bordeaux étendu d'eau. Un exercice modéré devra être fait chaque jour.

Parmi les médicaments usités qui agissent réellement, nous prescrivons suivant les cas : des préparations astringentes ou toniques, le *cachou*, le *quinquina*, la *gomme kino*, etc., que l'on prend en pilules, en potions, en lavements, etc. ; la décoction ou le sirop de feuilles d'*uva ursi* (*Busserolle*) que nous dosons selon la gravité de l'affection, nous réussit très-souvent ; les pilules de *térébenthine cuite* sont presque toujours de la plus grande utilité lorsque le malade les supporte et qu'elles n'amènent pas une rétention d'urine trop douloureuse.

Mais la médication qui nous rend le plus de services consiste dans des *injections* émollientes, tièdes d'abord, et bientôt froides, pratiquées avec la *sonde à double courant ;* sous l'influence de ce moyen nous avons réussi à guérir des catarrhes de vessie datant de deux et trois années, et chez des vieillards ayant de beaucoup dépassé l'âge de soixante ans.

Dans quelques cas, lorsque la douleur est vive, nous pratiquons d'abord des injections légèrement opiacées, pour arriver aussi promptement qu'il nous est possible aux injections froides à double courant. On a conseillé les injections d'eau de Barége, d'eau d'orge, d'eau de plantain additionnées *d'acétate de plomb* et de *sulfate de zinc*, *l'eau de goudron*, etc., etc. Tous ces moyens ont leur indication dans quelques cas et réussissent souvent lorsqu'ils sont bien appliqués. Il en est de même des injections avec la solution *d'azotate d'argent* et de celles de *copahu*, qui ont donné de bons résultats dans des mains expérimentées.

DE LA RÉTENTION D'URINE.

La rétention d'urine peut exister sous l'influence de deux causes essentielles : 1° si la vessie ayant perdu sa force expulsive, l'urine n'est plus chassée par la contractilité ordinaire de cet organe, il y a rétention d'urine par *stagnation;* 2° dans le deuxième cas la vessie est saine, mais il existe un obstacle soit au col de la vessie, soit par suite de l'*hypertrophie de la prostate*, etc., ou dans le canal de l'urètre : alors cette forme de la maladie prend le nom de *rétention*.

La première forme de l'affection, la *stagnation*, est une des plus fréquentes ; elle survient comme complication de la *cystite aiguë*, de di-

DE LA RÉTENTION D'URINE.

verses *phlegmasies;* elle est souvent consécutive à la *paralysie de la vessie.*

La *rétention* proprement dite peut avoir les causes les plus diverses : nous désignerons les principales : 1° les calculs de la vessie ; 2° les polypes, les fongus ; 3° les caillots de sang ; 4° les rétrécissements du col vésical ou de l'urètre ; 5° les valvules du col vésical ; 6° les tumeurs de la prostate. Telles sont les principales causes de la rétention d'urine.

Dans quelques cas la vessie peut acquérir des dimensions excessives ; l'urine, en s'accumulant, distend les *uretères,* le *bassinet,* etc.

SYMPTÔMES DE LA RÉTENTION D'URINE.

Ces symptômes varient selon la cause qui a amené la rétention d'urine, et il existe des degrés de cette maladie auxquels on a donné divers noms ; on dit qu'il y a *dysurie,* quand l'urine sort par un jet mince, et avec beaucoup de peine. Mais si l'urine ne sort que goutte à goutte et que le malade soit obligé de faire de grands efforts, on dit qu'il y a *strangurie* ou *pisse-goutte* des anciens médecins.

Lorsque la rétention est complète, les malades ressentent une pesanteur au périnée, des envies d'aller à la garde-robe ; ils ont de la constipation, ils éprouvent des douleurs sur le trajet de l'urètre, dans la région lombaire.

Les malades ne peuvent se livrer à aucun exercice, la douleur augmentant d'intensité au moindre effort; les envies d'uriner ne peuvent être satisfaites.

Si la rétention d'urine a pour cause un *rétrécissement* du canal de l'urètre, ou un obstacle situé au col de la vessie, de la région prostatique, cette rétention offre des symptômes que nous décrirons en examinant les signes divers de ces maladies.

La *percussion*, la *palpation* et le *toucher rectal* combinés sont d'un grand secours pour établir un diagnostic certain.

TRAITEMENT DE LA RÉTENTION D'URINE.

La première indication est de pratiquer le *cathétérisme* selon les règles. Si la rétention de l'urine est sous la dépendance d'une paralysie de la vessie, l'opération du cathétérisme est des plus simples; mais, s'il existe un obstacle matériel, *rétrécissements, valvules, hypertrophies*, etc., cette opération exige toute l'habileté d'un praticien exercé, et, dans beaucoup de cas, elle devient impossible; la *ponction* de la vessie est alors la ressource suprême.

DE LA NÉVRALGIE VÉSICALE.

Toutes les affections douloureuses de la vessie pourraient être considérées comme des *névralgies;* mais on a divisé avec raison ces douleurs en *idiopathiques*, ou survenant sans lésion organique appréciable, et en *symptômatiques*, ou survenant pendant le cours d'une altération de la vessie ou des appareils qui l'avoisinent.

Comme nous avons décrit ces douleurs symptômatiques dans les divers chapitres qui traitent de ces altérations, nous ne nous occuperons ici que des douleurs *idiopathiques*.

CAUSES DES NÉVRALGIES DE LA VESSIE.

Les névralgies *idiopathiques* de la vessie ont les mêmes causes que les douleurs purement nerveuses, qui surviennent dans d'autres points de l'économie sous l'impression d'un courant d'air froid, l'humidité et le refroidissement subit, local, ou général, qui en est la suite dans beaucoup de cas. Beaucoup d'auteurs les attribuent à la cessation trop brusque d'un écoulement sanguin, *hémorroïdes, menstrues*, ainsi qu'à la répercussion des diverses maladies de la peau.

Les émotions vives, les affections morales tristes, y prédisposent; de même les excès dans l'alimentation, les boissons alcooliques, etc., et, souvent, nous avons fait cesser des névralgies en prescrivant aux malades une hygiène alimentaire toute différente. Il est d'observation que les névralgies se rencontrent plutôt chez les individus où il existe une prédominance du système nerveux sur les autres systèmes ; les personnes affectées de *goutte*, de douleurs *rhumatismales* sont souvent aussi atteintes de névralgie sur toutes les parties du corps.

SYMPTÔMES DES NÉVRALGIES DE LA VESSIE.

Les symptômes des douleurs névralgiques de la vessie ressemblent en grande partie à ceux qui existent dans les autres affections de cet organe, ainsi que nous l'avons dit en commençant la description de cette maladie ; mais il existe quelques signes qui permettent de distinguer cette affection d'une manière à peu près certaine ; d'abord, l'urine rendue ne change pas de couleur, et sa transparence est normale, ainsi : pas de *dépôts*, de *mucosités* plus ou moins purulentes, de *graviers*, *sables*, etc. Ensuite, l'emploi de la sonde, quoique provoquant de vives douleurs au moment de son introduction, les fait en général cesser aussitôt que l'instrument a franchi le col vésical.

TRAITEMENT DE LA NÉVRALGIE DE LA VESSIE.

Ainsi que nous venons de le dire, l'introduction d'une sonde dans le col vésical fait très-souvent cesser la douleur instantanément, et cette introduction répétée a procuré dans plusieurs cas une complète guérison.

Quelquefois on emploie les *anti-spasmodiques*, les *opiacés* les *bains généraux*, etc.

Cette maladie est très-opiniâtre dans beaucoup de cas, et, le praticien le plus savant n'est jamais complétement certain d'obtenir une prompte guérison.

AFFECTIONS ORGANIQUES DE LA VESSIE.

VARICES DE LA VESSIE.

Cette affection est fort rare ; elle est caractérisée par une *hématurie* très-abondante laquelle affaiblit promptement le malade ; elle offre peu de chances de guérison par l'impossibilité où l'on est de préciser un diagnostic certain, et aussi par la difficulté que l'on aurait à introduire dans la vessie des substances suffisamment *styptiques* ou *coagulantes* pouvant oblitérer les orifices *ulcérés* et *béants* qui laissent transsuder le sang. Du reste, nous le répétons, cette affection est d'une extrême rareté, nous n'en connaissons que deux observations dans la science.

POLYPES DE LA VESSIE.

De même que les *varices de la vessie*, les *polypes* de ce viscère s'observent rarement, et quelques auteurs les confondent avec le *fongus vésical* auquel ils ressemblent par plusieurs symptômes et dont le traitement est le même.

Ces polypes peuvent exister seuls ; quelquefois, il en existe plusieurs, ils sont implantés sur une base large ou ont un pédicule très-grêle ; leur consistance est molle généralement, pourtant ils peuvent être de nature *fibreuse ;* leur lieu d'élection est presque toujours dans le voisinage du col vésical. Nous donnons, une planche représentant assez exactement la forme la plus connue de cette affection organique.

Nous avons dit que le traitement était le même que celui du *fongus vésical* que nous allons décrire, nous y renvoyons donc le lecteur.

FONGUS DE LA VESSIE.

On donne ce nom à des tumeurs *sessiles* ou pédiculaires qui, dans beaucoup de cas, sont de nature *carcinomateuse*.

Nous donnons une figure de ces fongus, qui rend assez bien compte de leur structure et de leur siége.

Ces tumeurs sont plus fréquentes chez l'homme, et surtout chez le vieillard ; généralement, ils surviennent à la suite d'une *inflammation chronique* de la vessie, chez des sujets prédisposés à leur production.

SYMPTÔMES DES FONGUS VÉSICAUX.

Dans beaucoup de cas ces symptômes sont

peu déterminés ; ils apparaissent souvent chez les calculeux et viennent compliquer un diagnostic déjà fort difficile par lui-même ; ils causent parfois de vives douleurs, et certaines *névralgies de la vessie* naissent sous l'influence de cette cause.

Dans cette affection, la vessie sécrète généralement une certaine quantité de mucosité, et, si une *ulcération* a lieu sur un des points de la tumeur, les malades rendent une plus ou moins grande quantité de sang ; c'est un des symptômes fréquents.

Si l'on introduit une *sonde* dans le viscère, l'instrument donne la sensation d'un *corps mou, mobile* bien souvent, mais que l'on confond aisément avec la sensation que donnerait un *polype*, un *caillot sanguin*, un *calcul* peu dense ou entouré d'une couche épaisse de mucus.

Cette maladie est grave, surtout si elle complique *l'inflammation chronique* de la vessie (*catarrhe vésical*), ou l'affection *calculeuse*, déjà grave par elle-même.

Ces tumeurs gênent l'excrétion de l'urine, peuvent amener des *hémorrhagies* mortelles, et, dans tous les cas, donnent lieu à des troubles fonctionnels importants.

FONGUS DE LA VESSIE.

FIGURE 11.

Fongus de la Vessie.

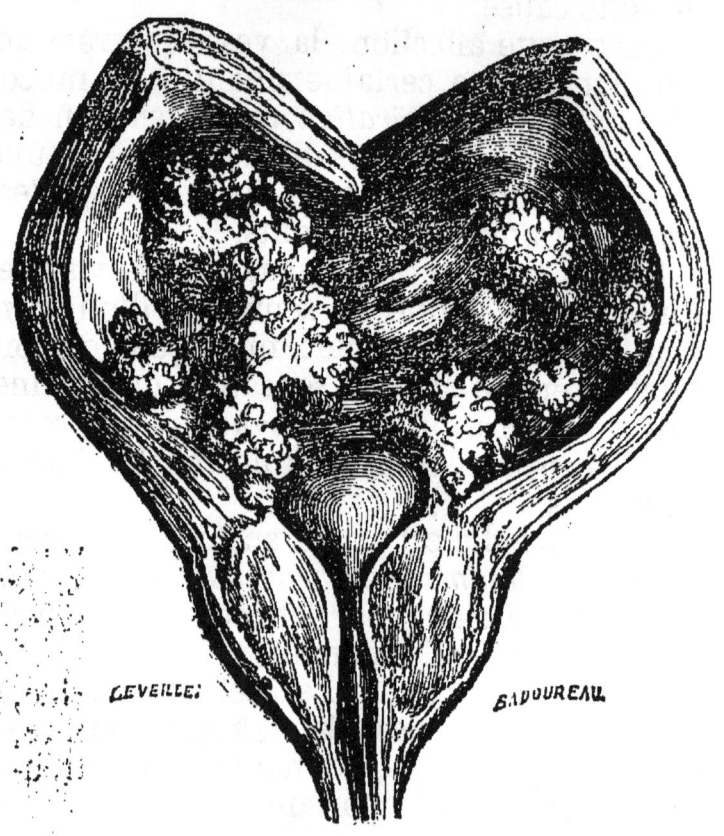

Coupe médiane de la vessie représentant son envahissement par la substance fongueuse.

FONGUS DE LA VESSIE.

FIGURE 12.

Représentant des fongus polypeux de la vessie.

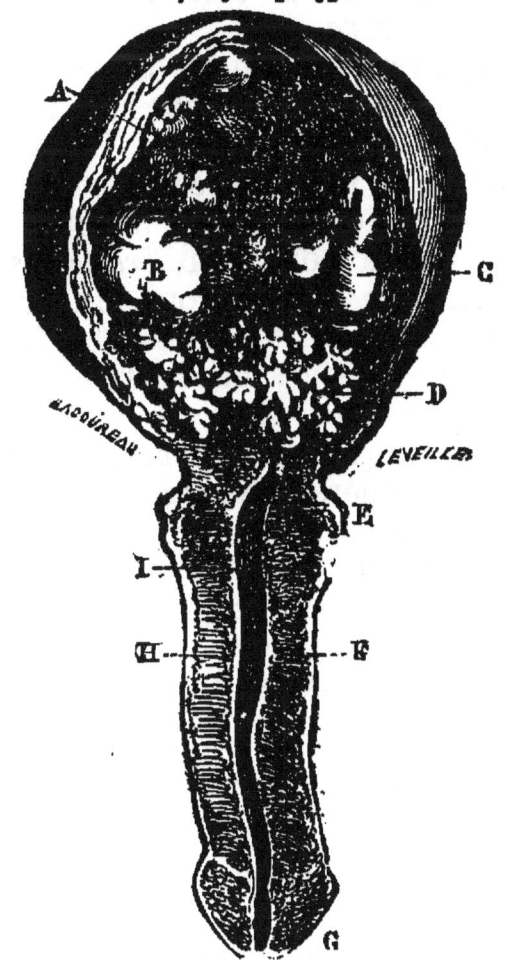

B. C. Tumeurs polypeuses.
A. Surface vésicale.
D. Fongus.
H. F. Corps caverneux de la verge.
G. Gland.
E. Peau de la verge.
I. Canal de l'urètre.
L. Le bulbe.
G. Os pubis.
B. Surface articulaire de l'os sacrum.
H. Artères et veines iliaques.

TRAITEMENT DU FONGUS VÉSICAL.

Le traitement de cette affection peut être *palliatif* ou *curatif*.

Mais, à vrai dire, quelle que soit la méthode que l'on adopte, on obtient bien rarement un véritable succès ; Desault, Chopart, Boyer s'accordent à regarder comme impossible la guérison radicale de cette affection. Voici ce que dit Chopart dans son *Traité des maladies des voies urinaires :* « Pour le traitement de cette maladie, on n'est pas plus avancé que pour le diagnostic ; tous les remèdes internes sont impuissants..... »

Pourtant, quelques chirurgiens modernes ont réussi à opérer ces fongus par diverses méthodes offrant toutes une certaine difficulté d'exécution et demandant à être mises en pratique par un praticien très-exercé.

Dans beaucoup de cas, on se contente de remédier aux difficultés d'uriner ; on sonde le malade avec les précautions prescrites, si la miction ne s'effectue pas librement.

Les malades doivent éviter toute espèce d'excès ; ils prendront des boissons légèrement *diurétiques ;* ils entretiendront la liberté du ventre.

Parmi les affections diverses dont la vessie peut être le siège, nous citerons aussi : les *tubercules,* le *cancer primitif* et le *cancer consécutif,* les *polypes,* l'*hypertrophie des parois,* les **cloisons,** les **poches** qui peuvent se former dans cet organe, etc.; toutes ces affections qui pourraient donner lieu à des symptômes de diverses natures, trop longs à énumérer dans un ouvrage du genre de celui-ci, sont heureusement assez rares; elles présentent toujours une certaine gravité et réclament des soins éclairés qui ne peuvent être donnés que par un médecin instruit.

MALADIE DE L'APPAREIL GÉNITAL.

DE LA PROSTATITE.

On désigne sous ce nom *l'inflammation de la glande prostate*, organe dont nous avons fait connaître l'anatomie et la physiologie, page 8.

Cette inflammation peut être à l'état *aigu* ou *chronique;* nous nous occuperons d'abord de la première forme.

DE LA PROSTATITE AIGUE.

L'inflammation aiguë de la glande prostate survient le plus souvent pendant le cours d'une inflammation de l'urètre, lorsque cette inflammation a envahi la portion la plus reculée de ce canal. On la voit apparaître également dans certaines formes de *rétrécissements* urétraux, ainsi que lorsqu'un calcul vésical vient obstruer plus ou moins complétement l'orifice

DE LA PROSTATITE.

interne de l'urètre et irriter en même temps sa *portion prostatique*.

Quelques cas de prostatite aiguë, observés par nous, donnent raison à l'assertion de plusieurs auteurs, qui donnent pour cause à cette affection la *constipation prolongée* et les *hémorrhoïdes*, qui en sont souvent la suite, ainsi que les *fissures* et les *fistules* à l'anus, que ces hémorrhoïdes provoquent quelquefois.

L'abus des purgatifs drastiques, de *l'aloès*, les *excès vénériens*, l'*équitation*, un *traumatisme*, ainsi que le refroidissement subit de la *région prostatique*, peuvent également amener cette inflammation.

SYMPTOMES DE LA PROSTATITE AIGUE.

Lorsque l'inflammation n'a envahi que la membrane muqueuse de la portion du canal comprise dans la glande, les phénomènes symptomatiques ressemblent exactement à ceux que nous avons décrits, page 56, à propos de la *cystite du col de la vessie*. Ainsi, il existe des envies beaucoup plus fréquentes d'uriner, de la pesanteur au périnée, des douleurs cuisantes au moment de l'émission de l'urine, et presque toujours un écoulement de matière muco-purulente, par le canal de l'urètre.

Mais lorsque l'inflammation a gagné tout le tissu glandulaire et parenchymateux de la prostate, les symptômes suivants existent toujours : d'abord une sensation de *pesanteur*, de

DE LA PROSTATITE.

tension extrême dans le fondement, à la région périnéale ; puis la douleur, qui était *sourde* d'abord, devient *pulsative*, la fièvre survient, le passage des urines cause une sensation de brûlure atroce, et les malades éprouvent un besoin presque incessant d'uriner. Il peut exister aussi une *rétention complète* d'urine, et si l'on pratique le *cathétérisme,* au moment où le cathéter franchit la *portion prostatique* de l'urètre, le malade ressent une douleur excessive, et la sonde passe avec une certaine difficulté.

Si l'on pratique le *toucher rectal*, on constate que la glande prostate est *tuméfiée, bosselée, douloureuse* à la pression.

Pendant l'acte de la défécation, les malades, très-constipés, et qui sont obligés de faire des efforts pour aller à la garde-robe, ressentent une douleur plus ou moins vive, au moment où les matières fécales, durcies, franchissent la partie inférieure du gros intestin *(rectum)*.

Cette maladie se termine par *résolution*, par *induration* ou par *suppuration*.

Lorsqu'il y a *résolution*, ce qui arrive le plus souvent sous l'influence d'un traitement approprié, les symptômes diminuent peu à peu, et en quelques jours la douleur et les signes que nous avons énumérés plus haut disparaissent.

Si la maladie se termine par *induration,* la glande reste tuméfiée, douloureuse ; les autres symptômes diminuent d'intensité et la maladie passe à l'état *chronique*.

La terminaison par *suppuration* survient lorsque, la maladie traitée trop tard ou abandonnée à elle-même, il se produit des *abcès* dans le *tissu prostatique*.

TRAITEMENT DE LA PROSTATITE AIGUE.

On débute généralement par une application des sangsues au *périnée*, ou dans le *rectum*, par la méthode de Bégin ; on laissera à demeure des cataplasmes émollients, et l'on fera des onctions avec l'onguent *hydrargyrique* belladonné ou opiacé ; de grands bains tièdes, des boissons délayantes compléteront le traitement.

DE LA PROSTATITE CHRONIQUE.

Nous avons dit que la *prostatite chronique* était une des terminaisons de la *prostatite aiguë*.

Elle peut se développer sous l'influence des causes que nous avons énumérées.

Elle survient souvent chez les personnes dont le tempérament *lymphatique* est le partage, ou qui sont sous l'influence d'une *diathèse rhumatismale*.

La *prostatite chronique* a souvent été confondue avec la *spermathorrée*, et nous pouvons dire qu'un grand nombre de malades qui croyaient éprouver des *pertes séminales insen-*

sibles, et que cette crainte avait plongés dans une profonde tristesse, ont retrouvé toute leur énergie morale et le bonheur que cette croyance avait détruit, aussitôt que l'examen microscopique et souvent les simples signes physiques venaient révéler que la matière n'avait aucun des caractères spéciaux du sperme et que ce n'était que du *liquide prostatique* ou *urétral*, suite d'une légère inflammation chronique de la *prostate* ou du *col vésical*, enfin un de ces écoulements *uréthro-prostatiques*, que leur abondance et leur couleur *opaline*, et quelquefois verdâtre, font ressembler à ceux que l'on observe dans certaines *blennorrhées*.

SYMPTOMES DE LA PROSTATITE CHRONIQUE.

Les malades ressentent de la pesanteur au périnée; ils éprouvent des besoins d'uriner beaucoup plus fréquents qu'à l'état normal; l'urine sort avec moins de force; quelquefois les malades ressentent de légers *élancements*, un sentiment de *chaleur* plus ou moins intense.

Dans le plus grand nombre des cas, les malades remarquent que l'orifice externe de l'urètre est le siége d'un suintement de liquide *visqueux, transparent*, ressemblant beaucoup à du blanc d'œuf; d'autres fois ce liquide a plus de densité, sa couleur varie et devient parfois verdâtre, et simule un *écoulement blennorrhagique* léger.

Dans d'autres cas, les malades aperçoivent, au méat urinaire, chaque fois qu'ils vont à la selle et surtout lorsqu'il existe de la constipation, un *liquide blanchâtre* de consistance plus grande, et offrant quelque rapport avec le *fluide séminal.*

Beaucoup de malades peuvent rester longtemps avec une *prostatite chronique,* sans que les fonctions urinaires et génitales soient troublées complétement ; mais ils s'aperçoivent au moindre écart de régime, à la plus petite fatigue, sous l'influence de changements brusques de l'atmosphère, que l'inflammation devient plus intense, et bientôt des phénomènes aigus se manifestent.

Cette affection succède dans beaucoup de cas à une *blennorrhagie mal soignée,* ou que des écarts de régime, des excès de diverse nature ont prolongée trop longtemps.

Cette maladie est toujours grave si elle est abandonnée à elle-même, car le passage de *l'état aigu à l'état chronique* a lieu, ainsi que nous l'avons dit, au moindre excès, et des accidents assez sérieux en sont quelquefois la suite.

TRAITEMENT DE LA PROSTATITE CHRONIQUE.

Lorsque l'observation *microscopique* a suffisamment démontré que le liquide excrété par l'urètre n'est que du *fluide prostatique,* mélangé souvent à un peu de pus, et qu'il ne

FIGURE 13.

Représentant une forme de l'hypertrophie de la glande prostate.

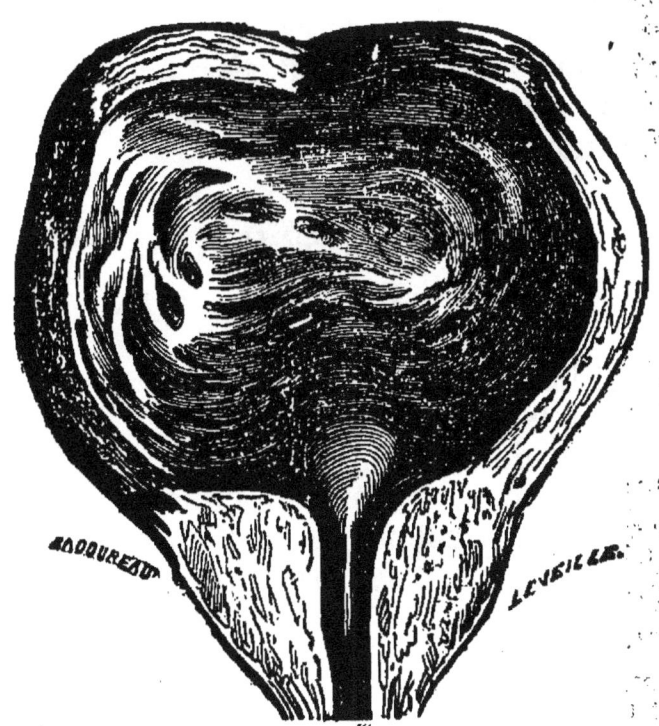

Coupe médiane de la vessie, de la prostate et du canal de l'urètre.

renferme pas les éléments constitutifs du sperme, on prescrira, selon la constitution des malades, des traitements de nature diverse.

Si l'affection est causée par une *diathèse*, on emploie les moyens appropriés pour les combattre ; les frictions *hydrargyriques* à la partie interne des cuisses, au périnée, réussissent alors dans quelques cas.

Si l'écoulement a le caractère du liquide *uréthro-prostatique,* la cautérisation de la portion prostatique du canal est alors parfaitement indiquée.

DES PERTES SÉMINALES.

SPERMATORRHÉE.

C'est Lallemand, le premier en France, qui attira l'attention des médecins sur ce point important de la médecine, et, quoiqu'il ait mis une grande exagération dans la description de cette affection, on peut dire que c'est seulement depuis les travaux de cet auteur que l'on a étudié sérieusement ses divers symptômes et les moyens les plus efficaces pour arriver à la guérison des maladies qui font l'objet de cette étude.

Avant lui, Wichmann et P. Franck avaient décrit les *pollutions diurnes involontaires*, mais sans en indiquer la fréquence, les causes, les conséquences possibles, et sans instituer un traitement rationnel.

On donne le nom de *spermatorrhée, pertes séminales involontaires*, à une ou plusieurs évacuations de *fluide séminal (sperme)* avec ou sans érection, sans aucune cause mécanique, que ces pertes s'accompagnent ou non d'ailleurs de sensation voluptueuse.

On donne encore ce nom aux mêmes pertes de *fluide séminal* qui s'opèrent dans le jour, quelquefois à la moindre érection, même incomplète, et quelquefois pendant l'acte de la défécation ou de la miction *(spermatorrhée proprement dite).*

Ces pertes ont reçu les noms, les premières, de *pollutions nocturnes*, et les deuxièmes, de *pollutions diurnes.*

Les premières ont lieu très-souvent avec érection et sensation de plaisir, et peuvent, dans quelques cas, être compatibles avec une bonne santé.

Aussi ces pertes, lorsqu'elles surviennent peu fréquemment, et que le sujet est très-*continent*, n'ont-elles rien d'alarmant pour la santé générale.

Le nom de *spermatorrhée* ne convient donc réellement qu'à *des pertes s'effectuant la nuit ou le jour, sans érection et sans aucune sensation de plaisir.* Ce sont celles-là surtout qui réclament un traitement immédiat.

Cette maladie est fréquente. Du temps d'Hippocrate, on la désignait sous le nom de *consomption dorsale*, et divers auteurs avant Lallemand la confondaient avec l'*impuissance simple.* On la traitait comme *inflammation chronique de l'urètre*, affection à laquelle elle ressemble du reste par plusieurs points.

Cette erreur de *diagnostic* n'est plus possible avec les moyens nouveaux que la microscopie et la chimie organique moderne nous fournissent pour l'examen exact des divers liquides excrétés par l'urètre.

DES DIVERSES CAUSES DES PERTES SÉMINALES.

Age. — M. B. Phillips a constaté que, sur 620 sujets dont il lui a été possible d'avoir l'histoire exacte, 581 avaient moins de vingt-cinq ans.

Dispositions anormales. — On doit tout d'abord signaler la *longueur extrême du prépuce* et l'étroitesse de son ouverture.

Voici dans ce cas comment les accidents peuvent se produire :

La longueur extrême du prépuce et son étroitesse d'ouverture permettent le dépôt entre lui et le gland d'une certaine quantité de *matière sébacée* qui, en produisant un peu d'irritation, provoque à la *masturbation*, une des causes les plus fréquentes de *spermatorrhée*.

Ainsi que nous l'avons déjà dit, une affection *dartreuse, herpétique*, de ces parties ou de l'*anus*, amène les mêmes résultats.

Généralement, les sujets dont l'ensemble des parties génitales offre un certain relâchement des tissus, sont le plus fréquemment atteints de cette affection.

On a signalé la constitution nerveuse comme cause des pertes séminales; mais on peut dire au contraire, d'une manière générale, que certains sujets, qui sont doués d'une susceptibilité nerveuse très-marquée, puisent cette susceptibilité dans des pertes séminales involontaires. Plus tard survient l'*hypocondrie*, dont nous parlerons plus loin en décrivant les symptômes.

Quelques faits rares observés sembleraient faire croire que l'*hérédité* est pour quelque chose dans le développement de cette affection; mais ils sont trop peu nombreux pour que l'on y attache une importance réelle.

Causes occasionnelles. — La cause occasionnelle la plus ordinaire est dans les *excès sexuels*, et surtout dans la pratique honteuse de l'*onanisme*, dont elle est une des suites fréquentes.

Nous avons déjà dit que, par opposition, une *continence* trop longue pouvait, en certains cas, y donner lieu.

Une cause occasionnelle également fréquente, et que nous observons chaque jour, existe dans les *écoulements blennorrhagiques*. Ces écoulements, lorsqu'ils se sont répétés ou prolongés, ou qu'ils ont été mal guéris, peuvent amener l'*inflammation de la prostate*, *des canaux éjaculateurs*, en même temps que celle du *col de la vessie*, et cette inflammation sollicite incessamment l'évacuation du sperme.

La *constipation*, cause fréquente d'hémorroïdes, y prédispose. On comprend très-bien que les efforts réitérés qui ont lieu pendant la défécation, pour l'expulsion des matières, puissent, en exerçant une pression considérable sur la *prostate* et les *vésicules séminales*, déterminer l'émission du sperme ou du liquide prostatique.

Les *vers intestinaux*, dans quelques cas rares, causent des pertes involontaires; les *entozoaires* qui y donnent lieu sont les *ascarides lombricoïdes*, et surtout les *oxyures vermiculaires*, qui, ainsi que nous l'avons dit, habitent surtout la partie inférieure de l'intestin (*rectum*), et sont une des causes de l'*onanisme* chez beaucoup d'enfants.

L'habitude de coucher sur le dos, la *station assise* trop prolongée, l'*équitation*, peuvent également, dans quelques cas, être des causes de pertes involontaires.

L'usage ou plutôt l'abus des *purgatifs drastiques*, et de certaines substances, telles que le *camphre*, le *nitrate de potasse*, peuvent aussi avoir cette influence fâcheuse.

Nous avons eu deux exemples récents des effets fâcheux que peut produire l'abus des purgatifs drastiques, surtout de l'*aloès*, qui forme la base de beaucoup de pilules purgatives. Cette substance agit énergiquement sur les veines de la partie inférieure du rectum, et son emploi inconsidéré avait occasionné dans les deux cas dont il est ici question des *hémorrhoïdes* très-volumineuses, qui ont promptement cédé au traitement que nous leur opposons avec un succès complet.

SYMPTOMES LOCAUX.

Ainsi que nous l'avons dit, lorsque des *pollutions nocturnes* ont lieu chez un jeune homme continent, si ces pertes, qui le plus souvent sont le résultat de rêves voluptueux, ne se répètent qu'à de *longs intervalles*, on ne doit y voir qu'un signe de santé et de puissance génitale parfaitement physiologique.

Mais si, au contraire, ces pertes de semence occasionnent une grande faiblesse ; si elles se succèdent à des époques rapprochées ; s'il se joint à ces accidents une faiblesse générale, une certaine langueur, une aptitude moins grande à tout travail, alors on doit s'occuper immédiatement de rechercher les causes qui les occasionnent et appliquer le traitement hygiénique et médical qui convient, car la maladie commence et ne peut que s'aggraver.

Dans les premiers temps de cette affection, les *pollutions nocturnes* ayant lieu sous l'influence de rêves lascifs, l'éjaculation a lieu pendant l'érection, et le malade est réveillé immédiatement, et trouve sur le linge qui l'environne le sperme liquide, avec tous ses caractères. Ce liquide, examiné au microscope, renferme un grand nombre de *sperma-*

tozoaires très-vivaces, et conformés d'une manière physiologique. Plus tard, lorsque cette éjaculation peut encore avoir lieu, les malades ne sont pas réveillés, il n'existe plus d'*érection ni d'orgasme* au moment de l'évacuation spermatique, et les traces qui subsistent au réveil, sur le linge, la racine de la verge, etc., ressemblent, selon l'expression de Lallemand, *à celles que laisse le colimaçon.* Si on délaye la matière de ces taches dans une petite quantité d'eau et qu'on l'examine au microscope, on y voit se mouvoir quelques rares *spermatozoaires* doués d'une vitalité peu énergique ; leur forme n'est plus la même, et le liquide dans lequel ils se meuvent est plus ou moins dense selon le degré de la maladie.

POLLUTIONS DIURNES.

Lorsque les *pollutions nocturnes* se sont répétées pendant un temps plus ou moins long et selon la constitution propre de l'individu, les *pollutions diurnes* commencent généralement à apparaître.

En premier lieu, il existe encore une érection plus ou moins complète, se manifestant sous l'influence de la plus légère excitation, du moindre frottement ; puis, si la maladie se prolonge, les érections sont de moins en moins complètes, et il survient une pollution aussitôt que la plus légère idée voluptueuse se présente à l'imagination.

Dans ces cas, le sperme s'écoule presque en bavant et sans que son émission produise aucune sensation ; il se présente également plus aqueux ; son élaboration n'étant pas complète, il contient des animalcules incomplétement formés et en très-petit nombre.

DE LA SPERMATORRHÉE.

La véritable *spermatorrhée* consiste dans un écoulement du *fluide séminal* pendant l'acte de la *défécation* et de la miction.

Généralement, après un temps plus ou moins long, les *pollutions diurnes* ou *nocturnes*, dont nous venons de décrire les symptômes, et qu'un traitement convenable n'a point fait disparaître, se transforment en un écoulement de semence, *sans érection* et *sans aucune sensation de plaisir*.

Cet écoulement a lieu principalement en *allant à la selle ou en urinant*. La quantité de la matière rendue est variable selon les individus et le degré de la maladie ; sa densité, sa couleur, son odeur le sont aussi.

Mais voici d'une manière générale ce que l'observation fait reconnaître :

Si les émissions sont fréquentes, la quantité de matière rendue diminue peu à peu.

Chez certains malades, le liquide expulsé a l'apparence de flocons *grumeleux* ou *glaireux*, plus ou moins transparents ; l'odeur varie également, selon le degré de la maladie, depuis l'odeur franchement spermatique, *sui generis*, ce qui est l'exception, jusqu'à une odeur fétide, de chair pourrie ; c'est surtout après les dernières gouttes d'urine que la matière est rendue, quoique plusieurs observations montrent qu'il s'en échappe quelquefois avec les premières.

Cette émission de semence n'a pas constamment lieu à chaque garde-robe ou à chaque miction ; il y a, selon la gravité des cas, des intervalles plus ou moins longs.

Plusieurs caractères peuvent démontrer que la *matière excrétée* est du sperme.

1° Généralement il en est rendu environ la quantité d'une petite cuillerée à café ; elle est rendue d'une manière brusque.

2° Lorsqu'on la frotte entre les doigts, elle mousse comme le savon, en développant l'odeur spermatique.

3° L'examen microscopique vient lever tous les doutes en permettant de constater les véritables caractères du liquide excrété.

Nous verrons plus bas que l'examen de l'urine peut également démontrer de quelle nature de perte il s'agit.

Dans beaucoup de cas, les malades éprouvent, lors du passage du sperme, un *frôlement* tout particulier ; et Lallemand, auquel nous empruntons plusieurs observations, dit que certains malades sentent très-bien la contraction des *vésicules séminales* qui expulsent le liquide spermatique.

Si la maladie dure depuis longtemps, le malade n'a plus la sensation décrite précédemment; les urines ont également un caractère différent que nous ferons connaître.

Il y a des malades qui éprouvent des sensations complétement opposées : c'est tantôt une douleur plus ou moins vive qui semble avoir son point de départ au col de la vessie et qui retentit jusqu'au gland ; la verge se retire au moment du passage de l'urine sur un point irrité de l'urètre, et l'irradiation de cette douleur ne tarde pas à faire contracter les *vésicules séminales* et à provoquer une pollution.

Quelquefois il existe un malaise général, des douleurs au pourtour de l'anus, des élancements dans le *mamelon*, quelquefois une sensation de *battements au périnée*, des *frissons*, etc.

Généralement les malades reconnaissent à la sensation qu'ils ont l'habitude d'éprouver, qu'ils vont avoir une pollution, et chez quelques personnes cette pensée produit une espèce de terreur qui va jusqu'à la défaillance. Ces accidents, qui peuvent exister ensemble ou isolément, sont souvent accompagnés de divers symptômes que nous feront connaître et auxquels on donne le nom de *complications*. Ainsi la spermatorrhée est fréquemment compliquée de *cystite aiguë* ou *chronique*, d'inflammation de la *prostate* (voir *Prostatite.*), *des canaux éjaculateurs*, etc., dont les symptômes multiples offrent une certaine difficulté de diagnostic.

Aussi, comme nous le verrons lorsque nous parlerons de l'aspect des urines des malades atteints de pertes séminales, faut-il examiner avec soin les éléments divers qui peuvent troubler la limpidité de ce liquide, éléments qui peuvent provenir des liquides sécrétés par les diverses parties enflammées dont nous parlons ci-dessus.

Ces lésions organiques ont pour résultat de faire éprouver au malade une certaine gêne, de *la pesanteur*, quelquefois une *douleur sourde obtuse,* dans la région *hypogastrique* ou *périnéale*, surtout après une fatigue. Ainsi certains malades éprouvent ce symptôme s'ils vont à cheval ; d'autres ne peuvent supporter la voiture ; nous en connaissons plusieurs qui ne peuvent rester assis un certain espace de temps sans que ces divers symptômes apparaissent.

SYMPTÔMES GÉNÉRAUX.

Le symptôme général qui frappe le plus le malade affecté de *spermatorrhée*, c'est l'*impuissance* et l'*infécondité*, qui est sa conséquence immédiate.

En effet, les organes génitaux, ainsi que nous l'avons dit, tombant dans un état de mollesse, de flaccidité d'autant plus grande que la maladie est plus avancée, il en résulte des *érections insuffisantes*, des *éjaculations incomplètes*, trop faciles ou trop prématurées.

Mais, ainsi que nous le verrons, l'*infécondité* existe surtout lorsque la liqueur prolifique a subi une altération dans son élément principal, c'est-à-dire alors que les *animalcules spermatiques* ont cessé d'être conformés d'une manière normale et ne se présentent plus que sous la forme de *granules séminaux*.

Au reste l'impuissance n'est pas fréquemment un symptôme primitif, et beaucoup de malades ne s'inquiètent réellement de leur état que lorsque des tentatives diverses ont pu les convaincre de l'impuissance dont ils sont atteints.

L'appareil digestif subit aussi quelquefois, dans une large proportion, certains troubles que nous allons énumérer.

Ainsi, les malades éprouvent une sensation de chaleur à l'épigastre, de l'*angoisse*, une *faim* plus ou moins vive, que la plus petite quantité d'aliments apaise. Dans quelques cas, il existe un certain dégoût, et le malade arrive à ne manger que des aliments fortement épicés, des *condiments*, etc., dont l'effet a bientôt pour résultat de provoquer des troubles digestifs d'une certaine gravité.

Il existe presque toujours, en même temps que les troubles digestifs, une altération plus ou moins grande dans la régularité de la circulation. Ainsi, quelques malades ressentent de l'inquiétude ; la fréquence du pouls est augmentée, la face se colore, il survient des symptômes de *congestion*, tels que *vertiges, éblouissements, tintement d'oreilles*, dont l'intensité est assez grande, dans certains cas, pour faire craindre des accidents sérieux du côté du cerveau. Nous noterons aussi qu'il existe fréquemment des palpitations survenant à la moindre émotion.

Ainsi que nous l'avons dit dans nos *Recherches sur les maladies de l'estomac et sur leurs causes*, etc., la mauvaise *chymification* des aliments devient en quelque sorte permanente, et les malades ont fréquemment des *rapports acides, brûlants, une chaleur âcre* à l'épigastre, et, plus tard, chaque digestion s'accompagne d'une espèce de torpeur qui contraste avec l'excitation qui existait pendant la première période de la maladie.

Du côté de l'intestin on observe presque toujours les troubles suivants :

D'abord, une constipation très-opiniâtre, avec des intermittences de diarrhée, aussitôt que survient le moindre écart de régime ; les matières rendues ont souvent une fétidité extrême.

Il y a le plus souvent, dans l'intestin, une accumulation de gaz très-incommodes pour le malade, et qui provoquent quelquefois de véritables crises douloureuses; la distention est quelquefois extrême; ces divers symptômes font bien voir à quel degré de débilitation l'appareil digestif est arrivé.

Un appareil important, l'*appareil respiratoire*, offre aussi quelques phénomènes à constater; ainsi, il existe souvent un sentiment d'*oppression*, de l'*essoufflement*, l'acte respiratoire s'accomplit avec effort. Il y a quelquefois des douleurs dans certaines parties du thorax.

La voix est sourde, altérée dans quelques cas.

Nous allons maintenant décrire les symptômes que présente l'*appareil nerveux*, car il s'y produit un grand nombre de phénomènes des plus intéressants.

Ces troubles du système nerveux existent toujours à un degré plus ou moins avancé, selon la gravité de la maladie.

En effet, chaque perte étant presque toujours accompagnée d'un sentiment de faiblesse générale, les forces musculaires sont presque abattues dans beaucoup de cas.

Les phénomènes nerveux varient beaucoup selon la constitution particulière du malade. Ainsi, tandis que chez plusieurs il existe des sensations de *compression*, de *torpeur*, de formication aux *lombes*, vers le dos, etc., d'autres éprouvent une impression de *chaleur* ou de *froid ;* et, chez quelques sujets, ces manifestations ont une telle intensité, qu'il faut une certaine habileté pratique pour ne pas confondre ces symptômes avec ceux presque identiques d'une affection aiguë ou chronique de la moelle épinière.

Après ces troubles de la *motilité* et de la *sensibilité* générale, on doit noter les troubles suivants, qui peuvent exister dans les organes de la sensibilité spéciale.

Il existe quelquefois de la dépravation dans le goût : la bouche est amère, l'odorat est diminué, aboli ; quelquefois l'*ouïe*, la *vision* participent forcément à cet état de débilité générale, et, parmi les phénomènes que l'on observe, on doit noter des *bourdonnements*, des *tintements d'oreilles*, etc., existant presque toujours avec de la *céphalalgie* ; la *vue* est troublée, il survient des *éblouissements*, des *clignotements* involontaires, et, dans des cas rares, il est vrai, on a pu observer la paralysie du nerf optique et une *amaurose* complète.

Le sentiment de pesanteur, de *compression*, que quelques malades éprouvent vers le cerveau, les empêche de se livrer avec fruit et avec suite à un travail d'application soutenu ; chez d'autres malades, ces symptômes peuvent s'accompagner de la perte partielle de la *mémoire*, d'un certain degré d'*affaiblissement intellectuel*; la langue s'embarrasse.

Beaucoup de malades, arrivés à cette période de la maladie, ont des insomnies fréquentes, le sommeil ne répare pas leurs forces, ils ont des rêves effrayants, du *cauchemar*; il existe dans quelques cas une agitation qui empêche tout sommeil. Lallemand décrit ainsi le triste état dans lequel se trouvent les malades :

« Alors ces malheureux passent très-souvent toute la nuit à s'agiter sans pouvoir trouver une position passable, à se découvrir et à se recouvrir, à se lever et à se recoucher : tantôt ils se promènent avec agitation, ou ils retombent sur leur lit comme des furieux, comme des aliénés ; tantôt ils tombent dans le morne affaissement du désespoir ; ils ont par instant tout le corps brûlant et la tête en feu ; ils sentent leurs artères battre sur leurs oreillers, puis ils se trouvent glacés et couverts d'une sueur froide.

» Pendant l'obscurité de ces longues nuits sans repos, leur imagination se nourrit des souvenirs les plus tristes, les plus humiliants ; leur pensée revient sans cesse aux projets les plus sombres, les plus extravagants. C'est alors surtout qu'ils sont poursuivis par les plus violentes *tentations de suicide.* »

Cette agitation fait place chez quelques malades à un sommeil lourd, peu réparateur, et la journée se passe souvent ensuite dans un état de *torpeur* qui cause une grande fatigue. Nous devons noter aussi que le caractère s'altère dans la plupart des cas ; ainsi les malades deviennent tristes, irascibles, ils n'ont pas de volonté, ils sont pusillanimes ; d'autres deviennent égoïstes, ne s'occupant que de leur état ; ils sont surtout très-découragés et complètement *hypocondriaques.*

Pourtant quelques malades éprouvent une certaine intermittence dans ces symptômes,

6

et il n'est pas rare de les voir revenir pendant un certain temps à un état complétement opposé, être gais, contents, confiants, expansifs ; mais ces brusques changements existent plutôt dans les commencements de la maladie.

En même temps que les divers symptômes que nous venons d'énumérer s'observent, la nutrition ne s'opère que d'une manière incomplète : le corps maigrit peu à peu, les yeux se cavent, les cheveux tombent, et, au bout d'un temps plus ou moins long, les malades sont dans un véritable marasme.

Nous devons répéter, en terminant ce chapitre, que les symptômes multiples que nous venons d'énumérer n'existent presque jamais simultanément chez le même malade, et qu'il faudrait une description bien plus longue que ne le comporte notre travail pour énumérer les types variés de chaque manifestation individuelle.

DURÉE DE LA MALADIE.

La maladie n'a pas non plus, on doit le comprendre, une durée fixe ; elle varie également selon la cause réelle, selon l'individu, selon, surtout, la plus ou moins grande fréquence des pertes ; mais on peut dire d'une manière générale qu'elle dure un certain nombre d'années et qu'elle ne guérit jamais d'une manière spontanée.

Mais ce que l'on peut dire aussi, c'est que l'état d'affaiblissement dans lequel se trouve l'organisme, prédispose singulièrement à toutes les maladies, et que, par suite, la plus légère indisposition, qui n'aurait qu'un faible retentissement sur un tempérament vigoureux, peut dégénérer en maladie grave chez l'homme affecté de pertes séminales, alors que ces pertes ont amené un dépérissement qui a été nommé à juste titre l'état de *misère physiologique*.

DIAGNOSTIC.

Alors que la science ne possédait pas les divers et puissants moyens que la *microscopie* et la *chimie organique* lui ont fournis, on a pu confondre avec les pertes séminales, des maladies qui ont avec elle certains points de ressemblance, telles que la *glycosurie*, le *catarrhe vésical*, *certaines inflammations* chroniques de *l'urètre*, etc.

Mais après un examen physique et microscopique des plus minutieux, et surtout après l'examen du *liquide excrété*, ainsi que celui de *l'urine*, on arrive toujours à un diagnostic assez sérieux pour pouvoir instituer un traitement efficace.

TRAITEMENT DE LA SPERMATORRHÉE.

On a cherché à faire cesser l'*éréthisme* génital qui existe presque toujours dans la maladie qui nous occupe.

La cautérisation par la méthode de Lallemand, qui trouve son indication dans un certain nombre de circonstances, et a une action véritablement héroïque dans quelques cas qui résistent à tous les autres moyens, n'est pourtant pas toujours applicable ; il ne faut employer cette méthode que pour des cas spéciaux parfaitement définis.

Le traitement de cette affection doit être institué d'après des vues beaucoup plus élevées et doit varier, on le comprendra, selon sa cause connue ou soupçonnée, et selon le diagnostic qu'il sera possible d'établir.

D'après ces idées la thérapeutique de cette affection a fait de grands progrès, et il nous a été possible de rendre complétement à la santé, à la tranquillité d'esprit, des malades incapables de toutes occupations, et présentant quelquefois des symptômes évidents d'aliénation mentale.

TRAITEMENT DE LA SPERMATORRHÉE CAUSÉE PAR DES OXYURES VERMICULAIRES DANS LE RECTUM.

Lorsque les malades éprouvent de vives démangeaisons au pourtour de l'anus, que l'on y aperçoit une certaine rougeur, ou que le malade a remarqué dans ses selles, de petits vers blancs, longs de quelques millimètres, on doit employer d'abord des lavements d'eau froide pure, ou préparés avec une décoction d'*armoise*, ou bien encore avec la solution suivante :

Chlorure de sodium de. . . . . . 1 à 3 cuillerées.
Eau. . . . . 1 litre.

On prend de cette solution la quantité nécessaire pour un grand lavement, que l'on garde un quart d'heure environ.

Dans quelques cas ces moyens ne suffisent pas, et il est nécessaire de formuler d'autres lavements composés selon les indications.

Nous avons réussi un grand nombre de fois, en faisant prendre au malade des *lavements huileux* cinq ou six heures après le dernier repas ; les oxyures vermiculaires descendant à ce moment avec les matières excrémentielles, dans la portion inférieure du gros intestin.

6.

TRAITEMENT DE LA SPERMATORRHÉE AYANT POUR CAUSE L'HERPÈS PRÆPUTIALIS, L'ECZÉMA.

L'irritation causée par cette affection dartreuse, peut, ainsi que nous l'avons dit, avoir pour siége le prépuce, l'anus, le périnée, etc. On doit alors faire des lotions avec les eaux sulfureuses tièdes, et employer les moyens divers que nous avons énumérés dans les deux chapitres qui traitent de ces affections.

Quelquefois lorsqu'il existe une certaine quantité de *matière sébacée* entre le gland et le prépuce, cette accumulation devient une cause d'éréthisme de tout l'appareil, et il est nécessaire de faire disparaître la cause première de cet éréthisme ; quelques lotions, des injections simples faites entre le prépuce et le gland, suffisent très-souvent pour calmer cette irritation.

Mais il nous arrive quelquefois de rencontrer des malades chez lesquels il existe une longueur excessive du prépuce, en même temps que son ouverture est d'une étroitesse extrême ; dans ce cas l'opération du phimosis (*circoncision*) est nécessaire pour faire cesser complétement les phénomènes inflammatoires qui retentissent sur tout l'appareil génital.

Lorsque les pertes séminales sont entretenues par le *virus syphilitique*, il est nécessaire de prescrire un traitement général qui combatte cet état, de même que si la maladie était sous l'influence d'un *rétrécissement* du canal de l'urètre, il faudrait obtenir la cessation de cet état anomal du canal, en employant les moyens habituellement en usage.

TRAITEMENT DE LA SPERMATORRHÉE RÉSULTANT D'UN ÉTAT DE DÉBILITÉ GÉNÉRALE.

On emploie dans ces cas tous les moyens propres à relever les forces, les *toniques*, les *ferrugineux*, une *alimentation succulente, variée*, des *vins très-généreux*, la *vanille*, etc.

Lorsque l'atonie est circonscrite aux parties génitales, nous employons avec beaucoup de succès la *faradisation localisée*, et en quelques séances, il nous arrive de redonner une énergie nouvelle à des malades qui s'étaient soumis aux traitements les plus divers sans aucun succès. Dans quelques cas nous prescrivons des lotions froides acidulées ; quelquefois en même temps nous faisons prendre des quarts de lavement froid ; ou, selon d'autres indications, nous ordonnons la *noix vomique, l'ergot de seigle*, le *bromure de potassium, la lupuline*, toutes préparations ayant leur valeur, mais qui réclament, dans leur administration, la connaissance exacte des causes réelles de la maladie.

COMPLICATIONS DE LA SPERMATORRHÉE.

Rarement les pertes séminales existent sans complication, car le plus souvent elles sont liées à des affections de *la vessie*, de *la prostate*, de *l'urètre* ou du *rectum*, et, dans beaucoup de cas, elles compliquent, elles aussi, ces maladies, et peuvent être ainsi cause et effet.

Les malades affectés de pertes séminales sont prédisposés aux *tumeurs blanches*, aux *déviations* de la colonne vertébrale, et surtout aux affections des *voies respiratoires*.

Quelques maladies de la peau peuvent aussi coïncider avec certaines spermatorrhées, et dans ce cas il faut diriger le traitement contre l'affection dermoïdale.

Lorsque le malade est sujet à une *constipation opiniâtre*, il est absolument nécessaire de faire cesser cet état anormal du tube intestinal.

Les *hémorrhoïdes* amènent fréquemment à leur suite, des pertes séminales, ainsi que la fissure à l'anus.

Nous avons déjà dit que l'équitation agit également dans le même sens, soit en constipant, soit en irritant l'extrémité inférieure du gros intestin.

Un fait digne de remarque, c'est que beaucoup de malades affectés de pertes séminales, éprouvent un éloignement assez prononcé pour les femmes.

En terminant cette étude et pour nous résumer, nous devons dire, encore une fois, que des *pollutions nocturnes* qui surviennent à l'époque de la puberté ou à l'âge viril, si elles ont *peu de fréquence*, ne peuvent être considérées que comme un symptôme physiologique dont il n'y a pas à s'inquiéter, surtout s'il existe une *continence prolongée*, et, que dans quelques cas, ces évacuations peuvent même être salutaires, en entretenant un équilibre nécessaire dans l'économie.

DE L'IMPUISSANCE CHEZ L'HOMME.

(Anaphrodisie.)

On donne ce nom à l'impossibilité d'exercer le *rapprochement sexuel;* on a quelquefois confondu à tort l'*impuissance* et la *stérilité*, mais aujourd'hui tous les auteurs sont d'accord pour désigner sous le nom d'*impuissance*, une *syncope génitale* qui est caractérisée par l'inaptitude à opérer une *copulation fécondante*, inaptitude due à un défaut des conditions nécessaires à la consommatoin de cet acte.

Il existe chez les deux sexes diverses sortes d'impuissance ; elle peut être *absolue* ou *relative*, *constitutionnelle* ou *locale*, *directe* ou *indirecte*, *permanente* ou *passagère*.

Cet état peut tenir soit 1° à l'absence des

organes génitaux ou à leur mauvaise conformation, alors elle est *absolue;* 2° à l'imperforation du *gland*; mais surtout au *défaut de faculté érectile du pénis.*

La petitesse naturelle de cet organe ni sa *longueur* ou sa *grosseur* excessives ne sont considérées comme causes d'impuissance, à moins que ces imperfections ne soient tout à fait *anomales.*

On a vu quelquefois la direction vicieuse du pénis soit en *bas*, en *haut* ou de *côté*, être une cause d'impuissance. Cette direction vicieuse, qui est du reste très-rare, a généralement été causée par le peu de longueur du *frein*, ou une *dilatation anomale* d'une portion des corps caverneux.

Quelquefois il se développe sur le pénis des *tumeurs* de nature diverses, alors la cessation de l'impuissance est sous la dépendance du traitement et de la guérison de ces tumeurs.

L'*épispadias* et l'*hypospadias* (*siége anomal du méat urinaire*), ne sont pas toujours une cause d'impuissance absolue, à moins que l'ouverture de l'urètre ne se trouve située à une distance trop grande de son siége habituel, et il existe un grand nombre d'observations qui prouvent que des hommes affectés de ce vice de conformation ont pu procréer plusieurs enfants parfaitement constitués.

Le *phimosis* et le *paraphimosis*, congénitaux ou accidentels, de même que l'*adhérence du prépuce* au gland, sont des causes d'impuissance si l'art n'intervient pas pour les faire cesser.

L'impuissance constitutionnelle, appelée aussi *frigidité*, dépend de la débilité générale qui frappe tous les appareils de l'économie; cette sorte d'impuissance cause naturellement la *stérilité* et s'y joint.

L'exagération du *tempérament lymphatique* prédispose à cet état, et c'est surtout chez les individus nés de parents trop âgés ou épuisés par les excès, que l'on rencontre cette *anaphrodisie* native.

Diverses *maladies chroniques* amènent l'impuissance à leur suite.

L'abus que beaucoup de jeunes gens font de leurs facultés génératrices amène, à un âge peu avancé, l'inertie des organes génitaux, l'absence d'érectilité du pénis, causée par la paralysie ou l'affaiblissement des muscles qui coopèrent à l'érection.

Mais c'est surtout l'habitude honteuse de la *masturbation*, des jouissances anticipées, qui fait disparaître les attributs de la virilité.

Il existe des cas d'impuissance où l'*érection* s'opère parfaitement, mais la *liqueur prolifique* au lieu d'être *dardée* à une distance plus ou moins grande sort pour ainsi dire en *bavant*.

Cette sorte d'impuissance est presque toujours produite par une paralysie des muscles du périnée, le *releveur de l'anus, transverse du périnée, ischio et bulbo caverneux*, et, lorsqu'elle est causée par les progrès de l'âge, des causes *générales* ou *locales d'épuisement*, elle réclame un traitement approprié à chaque état particulier, traitement qui réussit dans le plus grand nombre de cas.

Plusieurs causes *pathologiques* peuvent aussi s'opposer à l'acte générateur.

Certains *rétrécissements* de l'urètre, un *engorgement* de ses parois, en empêchant l'émission régulière du sperme, peuvent le refouler en arrière et le faire arriver dans la vessie, d'où il ne s'écoule qu'avec les urines; des *cicatrices*, provenant d'*ulcérations gonorrhéiques*, peuvent se former dans un point de l'urètre, où se trouvent les orifices des *canaux éjaculateurs*, les oblitérer et en changer la direction; cette dernière altération, que l'on ne peut le plus souvent que soupçonner pendant la vie, est complétement au-dessus des ressources de la médecine.

Des tumeurs de la *glande prostate*, des *concrétions* situées dans cette glande peuvent s'opposer à la libre émission du sperme.

L'impuissance peut encore être causée par *l'absence* des testicules, leur *atrophie*, leur *dégénérescence cancéreuse, tuberculeuse, syphilitique*; dans ces divers cas, les désirs peuvent exister, le pénis entrer en érection, et la copulation se produire en *apparence*.

L'absence des testicules dans les bourses n'est pas toujours une cause d'impuissance; il existe des individus dont les glandes testiculaires s'arrêtent soit à l'*ouverture* du *canal inguinal*, soit dans ce canal lui-même ou dans l'abdomen, et dont les *facultés génésiques* sont malgré cela complétement normales.

La *dégénérescence cancéreuse* des testicules est une cause *absolue* d'impuissance lorsqu'elle attaque *à la fois* les deux glandes ; mais on a confondu quelquefois une affection du *scrotum* ou des tuniques qui forment l'*enveloppe* des testicules avec celle de la glande ; cela expliquerait la puissance fécondante de malades que l'on croyait être atteints de *sarcocèle double*, et qui, par conséquent, devaient être complétement impuissants.

Des *saignées abondantes*, des *hémorrhagies*, des *évacuations répétées* peuvent causer l'impuissance.

Les *températures extrêmes* peuvent aussi la causer, quoique une chaleur constante, qui pourtant affaiblit nos forces, semble dans les pays méridionaux exciter à un haut degré les facultés génésiques.

Plusieurs impressions morales produisent l'impuissance, mais alors le plus souvent, elle n'est que momentanée. Les *méditations profondes*, la *solitude*, les *veilles excessives*, l'*exercice immodéré*, de même que les travaux assidus, sont peu favorables à l'acte générateur. Les anciens disaient que les muses étaient *vierges*, exprimant ainsi que les savants ont peu de dispositions pour l'amour physique, l'*encéphale* absorbant presque toute l'activité chez les gens d'études aux dépens des *organes génitaux*.

Quelquefois *l'excès des désirs* amène l'impuissance, l'érection du pénis est tellement forte que *l'éjaculation* ne peut avoir lieu au moment de l'acte sexuel, le sperme ne pouvant franchir les *canaux éjaculateurs*, à cause de cette trop grande vigueur d'érection.

Le *chagrin*, le *dégoût*, la *jalousie*, la *peur*, sont aussi des causes d'impuissance. La *crainte* de mal s'acquitter de l'acte sexuel est souvent une cause d'*anaphrodisie*. Montaigne dit en parlant de l'influence de l'imagination dans ce cas : « *Je sais par expérience que tel ou de qui je puis répondre comme de moy-même en qui il ne pouvoit choir de soupçons aucuns de foiblesse, et aussi peu d'enchantement, ayant ouï faire le conte à un sien compagnon d'une défaillance en quoi estoit tombé sur le point qu'il en avoit le moins besoin, se trouvant en pareille occasion, l'horreur de ce conte lui vint à coup si rudement frapper l'imagination qu'il encourut une fortune pareille et de là fut subjet à y rechoir, ce vilain souvenir de son inconvénient le gourmandant et le tyrannisant.* »

L'exaltation de diverses passions occasionne l'*anaphrodisie*; l'*amour*, l'*amitié*, la *joie*, la *colère*, l'*ambition*, etc., un *respect exagéré* pour une personne aimée, la *timidité*, peuvent amener une impuissance passagère.

Les *excès alcooliques*, l'*abus* des *narcotiques*, l'*ivresse profonde*, produisent l'impuissance.

DE L'IMPUISSANCE CHEZ L'HOMME.

TRAITEMENT DE L'IMPUISSANCE.

Le traitement, ou plutôt les divers traitements de l'*anaphrodisie*, sont aussi variés que les causes nombreuses qui produisent la maladie.

Cette affection, qui est liée par tant de points à la *spermatorrhée*, demande, pour être traitée d'une manière sérieuse, toute l'attention et tous les soins intelligents d'un médecin consciencieux.

En effet, tels moyens qui sont parfaitement indiqués dans un cas spécial d'impuissance, seront nuisibles dans un autre cas, dont les *causes*, les *symptômes* seront de nature différente; nous nous contenterons donc d'indiquer d'une *manière générale* les traitements qui nous réussissent le mieux dans notre pratique.

Lorsque l'impuissance a pour cause une *débilitation générale :* l'usage des *fortifiants*, des préparations *toniques*, *martiales*, rend de grands services.

Si l'affection paraît causée par un *affaiblissement local*, nous prescrivons des *lotions aromatiques*, l'emploi des *douches*, des *ablutions froides*, quelques *liniments stimulants;* l'emploi modéré de préparations *aphrodisiaques*, des *frictions excitantes*, nous donnent d'excellents résultats; nous insistons surtout sur une hygiène et une alimentation appropriées à chaque forme de la maladie.

Mais un des moyens qui nous réussissent le mieux dans les cas spéciaux de *faiblesse génésique par cause locale*, est l'emploi *méthodique* de la *faradisation*. Par cette méthode d'une simplicité extrême, nous avons obtenu des résultats inespérés, sur des malades qui avaient inutilement employé un grand nombre de traitements.

Nous le répétons, il est nécessaire pour traiter cette affection d'une manière sérieuse, que le médecin soit complétement éclairé sur ses *causes réelles*, et certaines questions délicates, relatives à cette maladie, ne peuvent être convenablement élucidées que pour chaque cas particulier.

OBSERVATIONS DE GUÉRISON

Trente-deux ans. — Excès de jeunesse. — Impuissance presque complète. — Guérison en deux mois et demi.

M. S..., âgé de trente-deux ans, vient nous consulter pour une impuissance complète.

D'une constitution robuste, d'un tempérament vigoureux, M. S.... a abusé de bonne heure des plaisirs vénériens, et, il y a environ six ans qu'il s'aperçut de l'affaiblissement graduel des facultés viriles. Les érections sont incomplètes, l'éjaculation a lieu au contact le plus léger, et la copulation est pour ainsi dire, impossible.

M. S.... est sur le point de contracter un mariage, et, il y a quelques mois, il a déjà consulté un de nos grands chirurgiens, lequel prescrivit un traitement reconstituant qui réussit à redonner pendant quelques jours un peu de force et une excitation factice à l'appareil génital. Cette amélioration ne parvint pas à se soutenir, et un des amis de M. S..., lui ayant parlé de notre méthode et du succès que nous avons obtenu sur lui, il se décide à venir nous consulter.

Après l'avoir questionné et avoir reconnu

que la cause de l'impuissance était toute locale, nous prescrivîmes des lotions froides sur la région sacrée et le périnée, des lavements froids, plus tard, des douches sulfureuses, nous cautérisons très-légèrement l'orifice des canaux éjaculateurs, et, après six semaines de ce traitement très-simple, l'état de M. S..., était déjà complétement transformé, les érections étaient revenues assez énergiques; nous fîmes persister le malade encore tout un mois dans son traitement, et, après ce nouveau laps de temps, il nous déclara être satisfait de l'essai qu'il fit de ses forces viriles. Nous lui conseillâmes une grande réserve et la continuation des douches sulfureuses, au moins pendant deux mois, une fois par semaine.

M. S... s'est marié et depuis trois ans il n'a pas éprouvé de rechute, il est père de deux enfants, et tout fait présager que la guérison est définitive.

M. F..., vingt-huit ans. — Ancienne syphilis constitutionnelle. — Impuissance résultant d'une altération du sang et d'une orchite chronique. — Guérison en trois mois.

M. F..., négociant, vint, il y a trois ans, nous demander conseil pour une impuissance presque complète. Il nous raconte avoir été affecté, il y a cinq ans, d'ulcérations à la couronne du gland, plus tard, il a eu des maux de gorge, et, ayant consulté un médecin, on lui prescrivit un sirop dépuratif et des pilules dont il fit usage pendant un mois; ensuite il cessa tout traitement, ne souffrant pas et se croyant complétement guéri.

M. F... est marié depuis quatre ans, et, malgré l'extrême désir d'avoir un enfant, son union est restée stérile.

Le malade urine largement, donc le canal est libre; la santé générale est assez bonne, sauf quelques petites douleurs siégeant dans le testicule gauche qui est plus volumineux que l'autre et dont la surface bosselée affecte la dureté qui caractérise le testicule dit *syphilitique*. Le testicule droit a été deux fois le siége d'inflammations à la suite d'urétrite aiguë. Nous analysons l'urine, elle ne contient aucun animalcule spermatique, et d'ailleurs l'absence complète de phénomènes nerveux généraux ne nous permettait pas de croire à l'existence d'une spermatorrhée. Nous analysons également la liqueur séminale, et, malgré un grossissement de quatre cents fois, nous ne parvenons pas à découvrir un seul spermatozoïde.

Cette dernière circonstance nous fait présumer que M. F... est certainement atteint de syphilis constitutionnelle, que le traitement anti-syphilitique ayant été insuffisamment prolongé, il existe une altération du sang qui empêche le sperme d'être élaboré de qualité suffisante pour l'accomplissement de la fécondation.

Nous soumettons M. F... à un traitement spécifique ; nous prescrivons des dépuratifs puissants, une hygiène appropriée, une continence absolue. Après trois mois de soins (soins qui n'ont pas empêché le malade de vaquer à ses occupations un seul instant), le testicule engorgé était redevenu complétement normal, les douleurs n'existaient plus. Une nouvelle analyse de la liqueur séminale nous fait découvrir des animalcules en grande quantité, et, nous pouvons déclarer à M. F... que nous le considérons comme complétement guéri.

Nous le revoyons quelquefois et nous avons appris avec satisfaction l'heureux accouchement de Mme F...

Cette observation est très-intéressante, et par son résultat heureux, et par les déductions scientifiques qu'il est facile d'en tirer. En effet, il résulte des travaux de Godard, jeune savant enlevé prématurément à la science, que les individus atteints, soit d'orchite blennorrhagique, soit d'engorgement chronique des testicules, devenaient impropres à la fécondation.

Un certain nombre de guérisons, obtenues par nous dans des circonstances analogues, nous ont confirmé pleinement dans cette croyance : que dans les cas d'impuissance, et surtout dans les cas de stérilité, quand le malade, après avoir été atteint d'orchite, ou, encore, par suite d'une diathèse quelconque, conserve ou a acquis un engorgement épididymaire ou testiculaire, il est presque toujours possible d'obtenir une guérison prompte en employant les dépuratifs et les fondants spéciaux indiqués par la nature de l'engorgement.

Trente-six ans. — Impuissance nerveuse. — Suite d'excès de jeunesse. — Marié depuis quatre ans. — Difficulté pour accomplir l'acte sexuel. — Guérison en deux mois.

M. B..., négociant, âgé de trente-six ans, vient nous consulter pour une impuissance dont il a ressenti les premiers symptômes il y a environ cinq ans. M. B... s'est livré à la masturbation de 16 à 25 ans, et, à cette époque, il a éprouvé des accidents nerveux de diverses sortes. Il nous raconte que, depuis son mariage, il a toujours éprouvé une grande difficulté pour accomplir le coït. Les érections sont incomplètes, l'éjaculation est immédiate, et la semence, au lieu d'être projetée, s'écoule en bavant ; les désirs vénériens sont presque nuls, les fonctions digestives s'exécutent mal, il existe une prostration générale, plutôt morale que physique, car le malade, quoique ne souffrant pas, s'affecte beaucoup de sa situation.

L'examen des organes génitaux ne nous

fait pas reconnaître de mauvaise conformation, seulement les testicules sont mous, le scrotum très-flasque, le méat urinaire très-rouge et boursoufflé. L'examen microscopique des urines nous fait reconnaître un certain nombre d'animalcules spermatiques; nous en concluons qu'il existe un écoulement insensible de sperme, et que l'impuissance dont M. B... est atteint a pour cause unique un affaiblissement local de l'appareil génital, lequel affaiblissement résulte évidemment de l'habitude funeste contractée et continuée sans doute longtemps dans l'âge adulte.

Nous prescrivons immédiatement une médication corroborante, les applications toniques locales, et, sans avoir recours à des moyens excitants, toujours dangereux en pareil cas, nous obtenons une guérison complète après 77 jours d'un traitement très-facile à exécuter, qui ne réclame qu'une certaine persévérance.

Trente-deux ans. — Incontinence d'urine avec douleurs et impuissance. — Suite d'excès de jeunesse. — Traitement et guérison en vingt-six jours.

M. L..., employé de commerce, nous consulte et nous dit uriner jour et nuit quinze ou dix-huit fois; il n'a plus d'appétit, il maigrit considérablement; les fonctions génitales n'existent plus, et cette triste situation va en s'aggravant depuis dix-huit mois. Le malade n'a jamais eu d'affection des **organes génitaux**; mais, depuis l'âge de seize ans, il a beaucoup abusé de la masturbation.

M. L... a suivi sans succès deux traitements médicaux; l'exploration nous fait constater un peu d'épaississement de la partie profonde du canal de l'urètre et surtout une très-vive sensibilité de la région prostatique. Nous diagnostiquons une inflammation chronique de cette portion profonde du canal produisant un léger rétrécissement. Nous prescrivons immédiatement un régime et une hygiène sévère, des bains prolongés, des opiacés, et après avoir obtenu par ces moyens un amendement notable, nous décidons le malade à se laisser faire une légère cautérisation du col vésical, afin d'obtenir, par substitution, un changement dans la forme de l'inflammation. En effet, après deux cautérisations, faites à quinze jours de distance, les envies d'uriner ont complétement cessé, il n'existe plus de douleur dans la partie profonde du canal ni au méat urinaire, et, après vingt-six jours de traitement, la guérison paraît complète; le malade, qui habite la province, nous avait promis de nous tenir au courant et de nous prévenir s'il éprouvait de nouveaux symptômes; depuis deux années, nous n'avons rien appris de lui, et nous devons supposer qu'il est resté dans le même état satisfaisant, s'il a pu abandonner la funeste habitude d'onanisme qui avait causé sa sa maladie.

Impuissance datant de quatre années. — Plusieurs traitements infructueux. — Examen de l'urine au microscope. — Cautérisations superficielles. — Guérison complète en un mois et demi.

M. A. S... âgé, de quarante-trois ans, vient nous consulter pour une impuissance complète datant de quatre années environ. M. S... est très-vigoureusement constitué, il ne souffre pas, et toutes les autres fonctions s'accomplissent convenablement.

M. S... nous dit ne pouvoir effectuer le rapprochement sexuel, parce que l'idée seule de ce rapprochement provoque une érection incomplète et détermine l'écoulement immédiat du liquide spermatique.

M. S... a abusé de la masturbation de 14 à 25 ans, et il nous avoue également avoir fait plus tard des excès de diverses sortes.

Plusieurs traitements ont été essayés sans avoir produit de résultats appréciables; l'un d'eux a seulement surexcité l'appareil génital pendant quelques jours, mais ce léger changement n'a eu aucune suite. Nous examinons le malade et nous constatons que les parties sexuelles sont bien conformées, mais il y existe un état de relâchement considérable: les testicules, leur enveloppe, et la verge sont mous, flasques et décolorés ; le méat urinaire est assez rouge, ses bords légèrement tuméfiés laissent suinter aussitôt qu'on le presse un liquide filant, blanchâtre, ayant les apparences du sperme.

M. S... nous dit avoir remarqué dans ces derniers temps que son urine est, surtout le matin, comme mélangée à une petite quantité de filaments blanchâtres, et que ce léger nuage tombe peu à peu au fond du vase. Nous examinons l'urine au microscope, et nous constatons que ce liquide renferme un certain nombre d'animalcules.

Le malade était donc atteint de pertes insensibles, et malgré l'absence de symptômes généraux, nous supposons que l'affaiblissement des canaux éjaculateurs est l'unique cause de cette déperdition du sperme, et consécutivement de l'impuissance habituelle.

Après avoir prescrit un traitement local très-tonique, nous fîmes une première cautérisation superficielle de l'orifice des conduits éjaculateurs. Au bout de vingt-trois jours de traitement, les érections étaient déjà plus persistantes, et elles n'étaient pas accompagnées de pertes aussi immédiates ; nous fîmes continuer le même traitement, nous complétâmes la cautérisation par une nouvelle application du porte-caustique, et bientôt nous eûmes l'extrême plaisir d'obtenir un résultat complet. Le traitement avait duré quarante-six jours seulement, et le malade n'eut pas à s'aliter un seul instant. Il continua de vaquer à ses occupations et ressentit à peine pendant quelques heures une légère cuisson.

M. S... suivit notre conseil et s'abstint d'abord de rapports sexuels trop fréquents ; il continua le régime prescrit jusqu'à son mariage, qui eut lieu quinze mois après la cessation de nos soins.

M. S... a continué d'être dans un état de virilité très-satisfaisant, et nous remercie quelquefois d'avoir pu lui rendre une vigueur qu'il croyait à jamais perdue.

Cette observation est une nouvelle preuve de ce que nous ne saurions trop répéter, que, même chez certains individus très-vigoureux, les excès précoces peuvent causer des lésions purement locales ; qu'en prescrivant des traitements généraux (traitements indispensables dans d'autres cas), on n'arrive pas à la guérison, qu'il faut de toute nécessité agir sur cette cause locale et restituer par les moyens que donne une longue expérience de ces cas spéciaux, la virilité amoindrie ou abolie.

Consultations les **Mardis, Jeudis** *et* **Samedis** *de* **2** *à* **3** *heures.*

Consultations particulières sur rendez-vous pris, en écrivant trois jours d'avance.

Les malades qui, ne pouvant se déplacer, désirent une CONSULTATION ÉCRITE, *doivent, dans leur lettre, indiquer d'une manière exacte :*

1º Leur âge, leur tempérament, leur constitution ;

2º Leur profession, leur hygiène habituelle ;

3º Les maladies générales ou locales qui les ont atteints antérieurement ;

4º Les symptômes détaillés de l'affection pour laquelle ils consultent, et l'époque de son début ;

5º Les traitements mis en usage, et les divers renseignements qu'ils croiront utiles pour établir le diagnostic de leur affection.

DE LA BLENNORRHAGIE (1)

(Chaudepisse, écoulement, gonorrhée.)

On donne ces divers noms à l'*inflammation aiguë* du canal de l'urètre, inflammation caractérisée par un écoulement de liquide muqueux, blanchâtre d'abord, plus ou moins abondant, avec douleur, cuisson, s'exaspérant au moment de l'émission des urines. Plusieurs auteurs donnent aussi à cette inflammation le nom d'*urétrite*. Autrefois, et maintenant encore, quelques personnes la désignent sous le nom de *gonorrhée*, car on l'avait con-

---

(1) *A propos de cette maladie, nous ne pouvons nous empêcher de reproduire les remarques si judicieuses faites par un praticien célèbre, le docteur baron Heurteloup.* « Il est dans le monde un fâcheux préjugé qui veut que tout écoulement par l'urètre, chez l'homme, soit nécessairement le résultat du contact sexuel ; cette pensée a l'inconvénient fort grave de [mettre le trouble dans les ménages et de provoquer souvent des esclandres et des ruptures. Or, cela n'est pas ; bon nombre d'hommes ont des écoulements par l'urètre par suite de toutes les causes qui produisent l'inflammation des grandes muqueuses : le froid, l'humidité principalement ; la blennorrhagie est le *rhume* de l'urètre. Je trouve en général les femmes fort injustes en cela que, sujettes elles-mêmes à ces écoulements qu'elles savent bien n'avoir aucune cause non avouable, elles reprochent à leurs maris de se trouver dans des états qu'elles ne peuvent pas éviter elles-mêmes, et qui quelquefois sont dus à leur propre contact. Je recommanderai donc aux dames un peu plus de justice, de philosophie et de prudence, *avant, pendant et après certains moments.* »

Il est encore un autre préjugé généralement répandu et qu'il faut combattre, c'est celui qui veut que tout écoulement par l'urètre soit *syphilitique*. Ceci est une abominable erreur qui, non-seulement, jette le trouble dans les ménages, mais encore perpétue ce trouble pendant toute la vie du blennorrhagique et même pendant la vie de ses enfants. Sur cinquante blennorrhagies, il y en a peut-être une seule qui soit syphilitique ; c'est du moins ce qui ressort de mon expérience. Il ne résulte pas de ce que je dis, que la personne atteinte de blennorrhagie ne doive absolument prendre aucune précaution contre la syphilis ; mais ces précautions, jusqu'à apparition des symptômes et des désordres propres à l'affection vénérienne doivent se borner à consulter le médecin, habitué aux observations de cette nature, et à s'abstenir de cohabitation pendant quelques semaines.

fondue avec les écoulements de matière *spermatiques*.

Cette affection a soulevé et soulève encore, relativement à sa nature, plusieurs questions très-difficiles à résoudre d'une manière complète, et les esprits les plus sérieux et les plus autorisés, n'ont pas pu tomber d'accord sur quelques points de son *étiologie*, malgré les discussions brillantes dont cette maladie a été l'objet.

En effet, beaucoup d'auteurs la regardent comme une des formes de la *syphilis;* un grand nombre d'autres praticiens la considèrent, dans un certain nombre de cas, comme le produit de l'inoculation d'un *virus particulier* complétement différent du virus syphilitique ; enfin, il existe un certain nombre de médecins qui ne voient dans cette affection qu'une inflammation simple.

Après de nombreuses discussions, ce qui reste bien établi, c'est que la plupart des écoulements blennorrhagiques sont complétement exempts d'accidents syphilitiques ; qu'il en est d'autres, au contraire, qui donnent lieu à ces accidents dans un temps plus ou moins limité; pour notre part nous croyons, avec beaucoup de praticiens, que, dans le cas où ces manifestations syphilitiques ont lieu, il existe sur la *muqueuse urétrale* un chancre qu'il n'est pas possible d'apercevoir.

Ce qui reste également hors de doute, c'est que la science possède aujourd'hui plusieurs moyens éfficaces de guérir la *blennorrhagie urétrale* dans la très-grande majorité des cas, quelleque soit, d'ailleurs, la cause qui ait pu la produire, et que, *la guérison radicale est d'autant plus certaine que l'écoulement a été traité plus promptement.*

DES CAUSES DE LA BLENNORRHAGIE.

C'est presque toujours après un *coït suspect* que cette affection se manifeste ; des causes diverses peuvent aussi amener l'inflammation du canal de l'urètre : ainsi les excès vénériens, surtout avec une femme atteinte de *flueurs blanches* (leucorrhée), ou effectués à l'époque des règles ; la masturbation, la présence d'un calcul, l'introduction d'un corps étranger, d'une injection irritante, l'usage immodéré de la bière, les bains tièdes répétés peuvent donner naissance à une urétrite aiguë ; en outre, certains écoulements excrétés par l'urètre ont, ainsi que nous l'avons expliqué, leur origine dans une inflammation profonde plus ou moins chronique des *voies urinaires*, de la *prostate,* etc.

SYMPTOMES DE LA BLENNORRHAGIE AIGUE.

Généralement, vingt-quatre heures après un *coït suspect,* la blennorrhagie se déclare, plus rarement du jour au lendemain, et encore plus rarement au bout de quinze jours ou d'un mois.

Dans quelques cas, l'écoulement n'est pas le premier symptôme; il y a des malades qui éprouvent d'abord une démangeaison particulière à la partie antérieure du canal, quelquefois de la pesanteur au *périnée*, de légers tiraillements dans les aines.

Mais le plus souvent c'est en apercevant la chemise maculée par le commencement de l'écoulement, que les malades s'aperçoivent de l'affection dont ils sont atteints.

Dans d'autres cas, les malades, après avoir éprouvé une sensation de démangeaison, qui ne tarde pas à se convertir en une cuisson plus ou moins forte, surtout au moment de l'émission de l'urine, voient apparaître à l'orifice du canal un suintement d'une *mucosité filante, trouble*, qui se dessèche sur le linge et l'empèse ; cette humeur filante colle les lèvres du méat urinaire et le passage du premier jet de l'urine est toujours accompagné d'une vive douleur ; le gland se tuméfie, devient rouge près de l'orifice urétral.

Dans beaucoup de cas, il y a des érections involontaires, excessivement douloureuses, la verge se courbe en sens divers, mais le plus souvent en bas (*chaudepisse cordée*).

Le jet de l'urine est diminué, il change de direction ; quelquefois il existe une véritable rétention de ce liquide, si l'inflammation gagne la *portion prostatique* du canal.

Quelquefois l'écoulement, d'abord blanchâtre, devient *jaune*, puis *vert*, et, si la blennorrhagie est très-intense, on le voit se teindre de sang. Il peut même survenir une *hémorragie* véritable.

Ces divers symptômes de la blennorrhagie simple durent dix, douze, quinze et vingt jours, si un traitement convenable n'est pas suivi par le malade; mais, dans quelques cas, ils diminuent peu à peu, l'écoulement redevient jaunâtre, puis blanc sale, et diminue de quantité.

Quelquefois aussi, il arrive que ce changement de coloration n'a pas lieu, et que le malade garde, après la cessation de l'inflammation aiguë, un écoulement intermittent, quelquefois une simple goutte qui sort le matin (*goutte militaire*) au moment de l'émission de l'urine; mais ce suintement a une tendance à se perpétuer et surtout à augmenter au moindre écart dans le régime et après le plus léger excès vénérien; il semble que le canal se soit habitué à cette sécrétion anormale qui constitue la *blennorrhagie chronique* appelée aussi *blennorrhée*.

COMPLICATIONS DE LA BLENNORRHAGIE AIGUE.

Nous indiquerons seulement les principaux accidents qui compliquent quelquefois cette affection, la description complète de plusieurs d'entre eux trouvant sa place dans des chapitres spéciaux.

Ainsi l'inflammation du canal de l'urètre peut amener la *dysurie*, l'*hématurie*, la *cystite* du col de la vessie, la *rupture du canal de l'urètre*, des abcès *péri-urétraux*, etc., etc.; en outre, il survient souvent pendant le cours d'une blennorrhagie aiguë, deux complications très-graves, l'une qui affecte les yeux, l'*ophthalmie purulente*, l'autre qui se fixe sur les articulations, *l'arthrite blennorrhagique*.

L'inflammation peut, en s'étendant du côté de la vessie, gagner les *uretères* et aller jusqu'aux reins. (Voir *néphrite*, page 28.)

De même un des deux testicules, et plus rarement les deux à la fois, participent à cette inflammation, et sont atteints de ce que l'on a appelé l'*orchite* et l'*épididymite* (*chaudepisse tombée dans les bourses*), qui s'accompagnent souvent de fièvre très-intense.

Chez quelques malades, il apparaît un ou deux *bubons*, dont la suppuration, lorsqu'elle survient, offre une certaine persistance.

Dans des cas excessivement rares, il se forme des abcès au *périnée*.

Ce sont les blennorrhagies négligées qui sont la cause presque unique des *rétrécissements* du canal de l'urètre ainsi que nous le dirons plus loin en traitant cette question.

Cette affection peut également amener la **rupture de l'urètre** (voir page 142).

TRAITEMENT DE LA BLENNORRHAGIE AIGUE.

Un grand nombre de traitements ont été préconisés contre cette affection, et il existe peu de maladies dont la thérapeutique soit aussi riche de moyens divers, de formules de toute espèce. Ainsi on a employé le *copahu*, le *cubèbe* sous toutes les formes, les *injections*, les *lavements* les plus variés, les *purgatifs drastiques*, l'*eau de chaux*, le *chlorure* et le *sulfate de zinc*, le *chloroforme*, le *camphre*, divers *narcotiques*, *opium*, *belladone*, *jusquiame*, etc.

Au milieu de cette confusion de traitements, nous avons fait un choix de la méthode que l'expérience de nos maîtres et la nôtre nous ont démontré être la plus efficace et la plus exempte de dangers.

Nous divisons le traitement, comme l'affection elle-même, en deux périodes; dans la première, les accidents d'inflammation ont, dès le début, une certaine intensité, et il est essentiel de n'employer que des moyens appropriés pour combattre cet état inflammatoire ; dans la seconde période, ces premiers accidents ont presque cessé, et l'écoulement, par sa persistance, a une tendance à passer à *l'état chronique*; il est donc nécessaire alors de n'avoir recours qu'à des agents médicamenteux dont l'action spéciale agit dans ce cas.

TRAITEMENT DE LA PREMIÈRE PÉRIODE, OU PÉRIODE DITE INFLAMMATOIRE.

Lorsque le malade éprouve une vive douleur en urinant, que la verge devient turgescente, tuméfiée, douloureuse, qu'il se produit des érections constantes, qu'en même temps que ces symptômes locaux, il existe de la fièvre, nous nous trouvons presque constamment bien de faire suivre le traitement suivant : 1º poser de 15 à 25 sangsues au périnée ; au besoin, on recommence le lendemain ; on les laisse saigner largement ; 2º prendre chaque jour un bain que l'on prolonge deux heures environ ; 3º boire une décoction de graine de lin ou de mauve, environ un demi-litre dans l'espace de 12 heures ; 4º s'abstenir de toutes boissons alcooliques, de mets épicés ; souvent, dans quelques cas, nous prescrivons une diète absolue, ainsi que le repos au lit ; du reste, il est toujours bon, même dans les inflammations moyennes, d'éviter toute fatigue.

Généralement, ce traitement réussit à combattre les accidents les plus intenses en trois, cinq, ou huit jours.

Dans quelques cas, lorsqu'il existe des érections douloureuses, que la blennorrhagie tend à devenir *cordée,* nous prescrivons la potion suivante :

Camphre. . . . . . } de chaque. . . . . . 80 centigr.
Nitrate de potasse. . }
Jaune d'œuf.. . . . . n° 1.

Broyez et ajoutez :

Eau de tilleul. . . , ... 180 gr

A prendre : une cuillerée à bouche, d'heure en heure ;

Ou on administre le lavement suivant :

Camphre. . . . . 2 gr.

Délayez dans :

Jaune d'œuf. . . . . n° 1.
Ajoutez décoction de graine de lin. . . . 500 gr.

Les pilules suivantes réussissent à calmer cet état spasmodique dans le plus grand nombre de cas.

Camphre. . . . . . } ââ. . . . . 3 gr.
Thridace. . . . . . }

Mêler et f. s. a. 20 pilules en prendre deux matin et soir.

Des bains locaux d'eau tiède, des compresses froides, renouvelées souvent, donnent aussi un soulagement très-prompt.

On prend pour boisson quelques tasses de décoction de chiendent et de graine de lin édulcorée avec une cuillerée de sirop d'orgeat.

Pendant cette période inflammatoire les injections doivent être proscrites d'une manière absolue.

PRÉCAUTIONS GÉNÉRALES PENDANT LE TRAITEMENT.

Nous avons dit que les malades devaient garder le repos et observer un régime sévère.

Il faut également qu'ils évitent les lectures et les occasions d'*excitation* d'une nature quelconque pouvant provoquer des érections; il faut ne pas trop se couvrir dans le lit, et que le coucher soit plutôt dur que moelleux.

Il est indispensable de porter un suspensoir pour que l'inflammation consécutive des testicules (*orchite blennorrhagique*) ait moins d'occasion de se produire.

Une recommandation que nous ne saurions trop répéter, c'est d'éviter avec le plus grand soin de porter les mains aux yeux après avoir touché la verge ou les linges qui sont souillés par l'écoulement. Nous avons été témoin, à l'hôpital de la Charité, de deux cas d'*ophthalmie purulente*, causés uniquement par cette cause; et l'inflammation fut si rapide, que, malgré le traitement savant et énergique de l'illustre chirurgien dans le service duquel les malades étaient placés, ils perdirent complétement la vue dans l'espace de trois à quatre jours.

Nous le répétons, on ne saurait se laver trop souvent les mains, lorsqu'on a un écoulement urétral.

Il est également utile de changer très-souvent de linge, ou de remplacer fréquemment les bandes ou compresses que l'on emploie, afin que les surfaces muqueuses ne soient pas en contact avec le *muco-pus* de la blennorrhagie.

Il est aussi très-utile de faire baigner la verge une ou deux fois par jour dans de l'eau tiède ; ensuite, on fera bien de la tenir relevée sur le ventre, avec une bande *à peine serrée* autour du corps.

TRAITEMENT DE LA DEUXIÈME PÉRIODE.

A cette période de la blennorrhagie, on donne des boissons plus abondantes, des *diurétiques* légers.

Je prescris une décoction légère de *chiendent*, de *racine de fraisiers*, dans laquelle on fait dissoudre 50 centigrammes ou un gramme de nitrate de potasse.

Une infusion qui réussit bien est la suivante :

   Bourgeons de sapin . . . . 8 gr.

Faites infuser dans :

   Eau. . . . . 1000 gr. (1 litre.)

Ajoutez :

   Nitrate de potasse. . . . . 1 gr.
   On sucre avec un peu de sirop de tolu.

Les injections suivantes peuvent être alors prescrites sans danger et réussissent généralement ; on en fait deux chaque jour.

Tannin............. } de chaque.......... 1 gr.
Sulfate de zinc....
Eau de roses. .... 200 gr.

Ou :

Sulfate de cuivre. .... 2 gr.
Eau commune. .... 150 gr.

Ou encore :

Acétate de plomb. .... 3 gr.
Eau de roses. .... 500 gr.

On fait une injection matin et soir, que l'on laisse deux ou trois minutes dans le canal.

On peut aussi, dans quelques cas, employer le copahu associé au cubèbe, et nous prescrivons avec succès l'électuaire suivant :

Copahu................... 30 gr.
Cubèbe. .... 45 gr.
Essence de matico............ 2 gr.
Sucre en poudre...... suffisante quantité
    pour faire un électuaire que l'on prendra en trois jours dans du pain azyme.

Nous prescrivons les pilules suivantes dans des cas où l'écoulement persiste, et nous en avons obtenu d'excellents résultats, surtout chez les personnes à tempérament un peu *lymphatique*, ou légèrement débilité.

Térébenthine de Venise.. } de chaque..... 8 gr.
Extrait de gentiane......
Gomme kino.......... } de chaque..... 8 gr.
Sulfate de fer........

Faites des pilules de 10 centigrammes. On en prend 6 par jour, en trois fois.

Les injections de solution d'*azotate d'argent* à dose faible, donnent quelquefois de bons résultats dans les cas rebelles aux autres traitements.

Une règle dont il ne faut pas s'écarter dans le traitement de la blennorrhagie, c'est d'avoir le soin de se tenir toujours le ventre libre, au moyen de quelques purgatifs légers, *eau de Sedlitz*, *limonade magnésienne*, *huile de ricin*, *eau de Birmenstorff*, etc.

Nous terminerons ici ce que nous avions à dire de la blennorrhagie aiguë. En nous occupant de la *blennorrhagie chronique* ou *blennorrhée*, nous compléterons, autant que les limites de cet ouvrage le permettent, ce qui concerne les écoulements persistants de l'urètre, et leurs principales complications.

Le nombre considérable de blennorrhagies qui se guérissent sans laisser de traces, par les moyens que nous avons indiqués, nous autorise, à l'exemple d'un grand nombre de praticiens, à ne considérer comme étant d'origine syphilitique, que les écoulements qui s'accompagnent d'*accidents secondaires*, et à ne prescrire un traitement *anti-vénérien*, que lors de la manifestation de ces symptômes.

8.

DE LA BLENNORRHÉE

ou blennorrhagie chronique.

Le mot de *blennorrhée* est employé pour désigner l'écoulement chronique qui succède à la blennorrhagie aiguë.

Dans certains cas la blennorrhée se montre *primitivement* à l'état chronique, c'est-à-dire sans aucun *caractère inflammatoire*. Cette affection est excessivement fréquente.

CAUSES DE LA BLENNORRHÉE.

Le tempérament *lymphatique, strumeux*, les excès de toute nature, surtout les excès vénériens, les blennorrhagies aiguës *(chaude-pisse)* négligées, sont les causes directes de la blennorrhée. Toutes *les excitations des parties génitales*, l'entretiennent ou l'aggravent.

Certaines injections administrées intempestivement produisent le même effet morbide ; dans beaucoup de cas, nous avons vu des *rétrécissements* du canal de l'urètre, perpétuer cette affection.

Nous verrons en traitant des *pertes séminales*, que l'inflammation chronique de la portion prostatique de l'urètre produit aussi cette maladie.

L'inflammation s'étend à une profondeur variable ; quand elle a pour siége la *fosse naviculaire*, nous arrivons à tarir en quelques séances des écoulements datant de plusieurs années, et qu'aucun traitement interne ou externe n'avait réussi à amoindrir.

SYMPTOMES DE LA BLENNORRHÉE.

Chez un grand nombre de malades, les symptômes consistent simplement en un écoulement peu abondant, quelquefois un léger suintement qui se montre le matin, ou à certains moments de la journée. Lorsque le malade n'a pas uriné depuis longtemps, et qu'il presse le canal d'arrière en avant, il apparaît une goutte au méat urinaire qui est à ce moment souvent collé par la même matière desséchée.

Il y a certains malades dont le canal est constamment humecté par un suintement qui ressemble beaucoup au *sperme*, suintement dont la production ne cause aucune douleur.

Généralement, le liquide excrété est d'un blanc légèrement jaunâtre, quelquefois gris.

La santé n'est pas altérée si l'affection ne se complique d'aucune lésion des vésicules séminales. Pourtant, nous avons observé beaucoup de malades qui, croyant avoir des pertes séminales, étaient en proie à une tristesse profonde, et auxquels il fallait presque faire une ou plusieurs leçons d'anatomie physiologique, pour leur prouver clairement qu'ils n'avaient qu'une affection simple de l'urètre, sans aucun rapport actuel avec l'affection qu'ils redoutaient.

Cette maladie est quelquefois très-difficile à guérir, et il est nécessaire d'établir un diagnostic aussi exact que possible, afin d'instituer une médication qui puisse agir sur la partie où siége l'inflammation.

TRAITEMENT DE LA BLENNORRHÉE.

Un grand nombre de moyens ont été employés pour combattre cette affection ; et, lorsque celle-ci a résisté aux agents que nous employons dans la deuxième période de la *blennorrhagie aiguë*, nous cherchons s'il n'existe pas dans l'état général du malade une cause d'affaiblissement qu'il importe de faire disparaître pour obtenir un résultat.

En effet, il suffit quelquefois chez certains malades débilités, de faire subir une transformation à l'hygiène, d'ordonner des toniques, pour que l'écoulement, qui résistait à tous les traitements locaux, se tarisse en peu de temps.

Il existe un préjugé chez beaucoup de malades, qui croient que l'emploi des injections amène fatalement des rétrécissements du canal de l'urètre.

On ne saurait trop combattre une semblable erreur ; la cause réelle des rétrécissements réside complétement dans l'inflammation chronique, cause de ces suintements que certains malades conservent des années sans y apporter aucun soin.

Une injection qui nous réussit fréquemment est celle-ci :

Cachou. . . . . 12 gr.
Eau distillée . . . . 160 gr.

Il faut retenir le liquide deux minutes dans le canal.

Dans beaucoup de cas, il est nécessaire de recourir aux préparations ferrugineuses à l'intérieur ; les bains froids, les bains de mer conviennent aussi.

Lorsque nous soupçonnons une lésion de la portion prostatique de l'urètre, nous pratiquons une légère cautérisation de cette portion du canal, et il est rare que la maladie récidive.

La cautérisation de la fosse naviculaire, par notre procédé, est également héroïque dans des cas où toute espèce de traitement avait échoué.

Une préparation, dont nous avons retiré de très-bons effets, est celle-ci :

Aloës. . . . . 10 centigr.
Thridace. . . . . 20 centigr.

Poudre de guimauve et eau q. s. p. f. s. A. une pilule, en prendre deux chaque jour.

Ces pilules redonnent promptement une grande plasticité au fluide nourricier de l'économie, et certains écoulements rebelles ont cédé assez facilement à ce moyen.

Les préparations de *matico* conviennent aussi dans beaucoup de cas ; nous prescrivons souvent avec succès les pilules de *térébenthine cuite* et la tisane de *bourgeons de sapin*.

Mais nous ne saurions trop le répéter, le plus grand nombre des *blennorrhées* réputées *incurables*, sont entretenues par un *rétrécissement* plus ou moins considérable du canal de l'urètre, rétrécissements qui ne peuvent être reconnus que par une main exercée et par les moyens subtils dont la science dispose maintenant ; dans ce cas, la guérison ne peut être obtenue qu'en faisant disparaître la cause mécanique qui perpétue la maladie.

DE LA BALANO-POSTHITE

(Balanite)

On désigne sous ce nom l'*inflammation* simple du *gland* et du *prépuce*.

Cette affection est causée le plus souvent soit par le *coït* avec une femme affectée de blennorrhagie, soit, dans quelques cas, lorsque l'acte sexuel est exécuté au *moment des règles*, ou encore si la femme a des *flueurs blanches* (*leucorrhée*) ; les *excès vénériens*, la *masturbation*, peuvent également la produire ; chez quelques malades cette inflammation a pour cause unique l'accumulation de *matière sébacée* entre le prépuce et le gland.

Cette affection, qui accompagne quelquefois certaines *blennorrhagies*, offre peu de gravité, et quelques lotions avec de *l'eau blanche*, des injections d'eau fraîche répétées, suffisent dans la plupart des cas ; quelquefois, pourtant, il est nécessaire de toucher légèrement les surfaces enflammées avec l'*azotate d'argent*, et d'interposer un peu de charpie fine, afin de les isoler.

NOUVELLES RECHERCHES

SUR LES

RÉTRÉCISSEMENTS DE L'URÈTRE

L'étude des rétrécissements de l'urètre, et celle de leur guérison rapide et durable, est une des questions les plus importantes de la chirurgie ; cette importance a été comprise dès le premier âge de la médecine, et cela devait être, car les coarctations urétrales, soit par leur nature ou leurs formes variées, soit par les désordres qu'elles apportent dans les fonctions physiologiques de l'appareil uro-génital, et par suite les diverses maladies que le dérangement de ces importantes fonctions amène fatalement avec lui, méritent plus qu'aucune autre question médicale, les réflexions et les études les plus approfondies.

Les nouvelles recherches que nos études toutes spéciales nous ont permis de faire sur cette partie de la médecine, nous ont conduit à examiner : 1° *les diverses causes des strictures urétrales ;* 2° *leur siége ;* 3° *leurs formes et leur structure ;* 4° *leurs symptômes ;* 5° *leurs complications ;* 6° *les perfectionnements des meilleures méthodes de traitement pour leur guérison radicale.*

CAUSES DIVERSES DES COARCTATIONS URÉTRALES

Sans parler des vices de conformation dont le canal de l'urètre peut être le siége comme les autres parties de l'organisme, nous dirons d'abord que les violences, les coups, les chutes sur le périnée peuvent produire des rétrécissements ; mais une des causes les plus communes existe dans les inflammations du canal (*écoulements, urétrites, blennorrhagies*).

Ces dernières affections si fréquentes de nos jours, étaient peu connues des anciens praticiens qui confondaient, pour la plupart, les diverses maladies de l'appareil uro-génital. Aujourd'hui, ces hésitations dans le diagnostic n'existent plus, et la science est faite pour tous ceux qui prennent la peine d'étudier avec soin cette importante question ; aussi nous dirons que les neuf dixièmes des malades rétrécis que nous avons observés à l'hôpital ou dans la pratique particulière, avaient eu des inflammations du canal de l'urètre, inflammations souvent mal traitées ou négligées, et qui se terminent sous forme de suintement, augmentant après le plus léger excès. Un grand nombre avait pour cause certaine les *injections caustiques* conseillées par quelques praticiens dans le but de faire avorter une blen-norrhagie à son début.

Un de nos maîtres, M. Civiale, chirurgien de l'hôpital Necker, a écrit qu'il compte par milliers les individus qui ont été victimes de cette méthode de traiter les écoulements par les injections caustiques ; Vidal (de Cassis), chirurgien de l'hôpital des vénériens, prétendait et a écrit n'avoir pas observé une seule blennorrhée (urétrite chronique) qui n'ait pas cette cause.

Il est donc acquis à la science que les pertes de substance, les plaies de toute nature (quand ces lésions sont suivies de suppuration) produisent fatalement des rétrécissements *organiques*.

SIÉGE DES RÉTRÉCISSEMENTS

Quelquefois un seul point du canal est diminué de diamètre, le plus souvent nous avons constaté deux et trois coarctations. Quelques auteurs, Colot, J. Hunter, Lallemand, disent en avoir observé jusqu'à *huit*, mais il est permis d'émettre quelques doutes sur la valeur réelle de ces assertions. Les moyens d'exploration que ces chirurgiens possédaient étaient moins susceptibles de précision que ceux que nous avons aujourd'hui, et pourtant, il nous est quelquefois difficile, sinon impossible, de pouvoir constater exactement le nombre de brides ou de callosités qui déforment l'urètre.

Les rétrécissements peuvent exister sur tous les points du canal, à son orifice externe, à la fosse naviculaire, à la partie pénienne et à la courbure sous-pubienne. Il est reconnu aujourd'hui que la partie membraneuse, qui avait été signalée par plusieurs auteurs comme étant la portion la plus sujette à ces coarctations, est au contraire celle où il en existe le moins souvent. L'état morbide se montre aux divers degrés de son développement dans ces différentes régions; mais des caractères particuliers s'observent pour chacune d'elles, et l'on ne saurait trop étudier ces nuances, puisque le traitement repose tout entier sur un diagnostic aussi précis que possible.

Quand on relit ce qui a été écrit depuis trente ans sur cette question, on est véritablement surpris de ne trouver qu'obscurité et contradiction. Les assertions des auteurs se contredisent complétement, et le diagnostic, qui en est la pierre angulaire, est tout à fait impossible malgré les travaux des Desault, des Ducamps, etc., etc.

Il a fallu de nouvelles recherches précises sur l'anatomie pathologique de ces lésions du canal de l'urètre pour élucider ce point capital du mécanisme de leur formation.

FIGURE 13.

Représentant un rétrécissement fibreux du canal de l'urètre.
(Coupe médiane.)

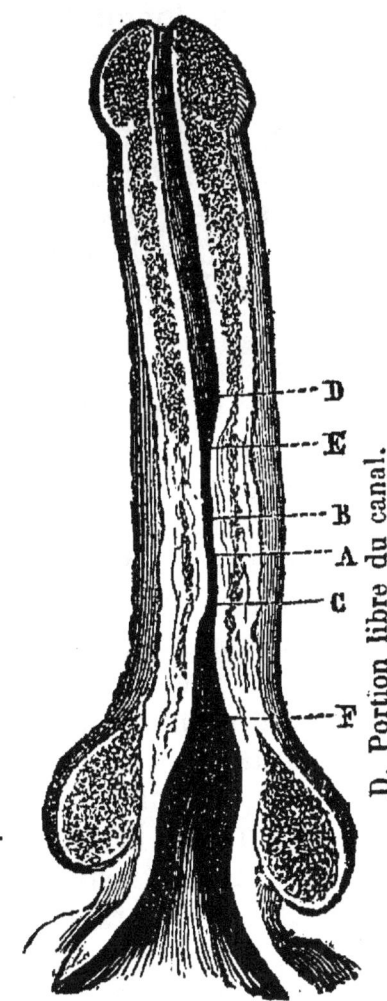

D. Portion libre du canal.
E. C. Limite du rétrécissement.
B. Tissu fibreux qui forme la coarctation.
A. Corps spongieux.
F. Portion membraneuse de l'urètre dilaté.

DE LA FORME ET DE LA STRUCTURE
DES RÉTRÉCISSEMENTS

Les rétrécissements peuvent se présenter sous diverses formes. Quelquefois ils affectent l'apparence d'une ligne longitudinale ou transversale très-peu saillante. La membrane muqueuse du canal paraît avoir perdu une partie de sa souplesse, de son élasticité et de son extensibilité, sa transparence paraît également diminuée. Dans quelques cas, il existe un épaississement très-considérable et tous les éléments organiques du canal peuvent y participer.

L'urètre renferme à l'état normal et dans sa partie antérieure, des espèces de lacunes; ce sont les orifices de glandes qui passent à travers la muqueuse, et pénètrent dans l'épaisseur du tissu érectile.

Lorsque survient une inflammation du canal, ces follicules s'enflamment, cette inflammation détermine la coagulation du sang dans ce tissu spongieux érectile, et comme dans toutes les inflammations, il y a production de lymphe plastique; un certain nombre de ces lacunes peuvent être oblitérées par le tissu cicatriciel résultant de la coagulation de cette lymphe; par suite, ce tissu cicatriciel inodulaire durcit et le canal perd une partie de son élasticité jusqu'à la région bulbeuse.

Lorsqu'un grand nombre de cellules se

trouvent ainsi oblitérées, elles constituent ces rétrécissements *fibreux*, *durs* et *indilatables* que nous décrirons.

Dans quelques cas, l'épaississement formé par le tissu cicatriciel est tellement considérable qu'il occupe la presque totalité du diamètre de l'urètre ; ces cas sont surtout fréquents alors que des fistules se sont établies en arrière de l'obstacle et laissent passer par leur ouverture la totalité des urines.

Ch. Bell, Chopart, Richerand, Cruveilhier, Monod, en ont cité des exemples, et nous en avons observé trois cas très-intéressants. Quant à leur étendue en longueur, il existe également de grandes variétés ; dans quelques cas très-rares elle peut aller jusqu'à 46 millimètres, — mais nous en avons observé un grand nombre qui avaient de 32 à 34 millimètres.

Dans d'autres cas, l'urètre n'est rétréci que dans la moitié environ de sa circonférence, et cette disposition permet la sortie encore facile du liquide urinaire.

Quelquefois la coarctation occupe la partie supérieure ou les parties latérales du canal, mais le siége de beaucoup le plus fréquent est la partie inférieure.

Nous devons dire aussi que dans quelques circonstances la membrane muqueuse urétrale paraît saine, et que l'inflammation semble n'avoir porté son action altérante que sur les tissus *sous-jacents*. Cette altération se constate parfois très-facilement à l'extérieur du canal, elle caractérise la deuxième période de l'affection, le tissu inodulaire rétractile est alors formé.

Beaucoup plus rarement le travail pathologique se passe tout entier dans les corps caverneux, et dans ces cas le canal conserve son diamètre à peu près complet.

Il existe encore une autre sorte de rétrécissement que l'on rencontre surtout à la courbure de l'urètre ; cette forme de coarctation, que Vidal avait désignée sous le nom de rétrécissement *atrophique*, est caractérisée par l'affaissement des cellules, affaissement qui a pour résultat de froncer circulairement la muqueuse urétrale et de rendre le canal de moins en moins perméable au passage de l'urine.

Les ulcérations de cette membrane muqueuse urétrale et leur cicatrisation vicieuse par un tissu inodulaire ou rétractile, ne sont pas les seules causes de diminution dans le calibre de l'urètre ; nous avons rencontré un certain nombre de malades dont le rétrécissement était uniquement constitué par ce que les anciens chirurgiens appelaient des *carnosités*. Ces végétations que Brunner, Méry, Bevoli, Marini, Garengeot, Morgagni, Lafaye, Desault, Dupuytren, Ch. Bell, ont observées, s'implante généralement près de la *fosse naviculaire*, elles peuvent aussi siéger sur d'autres points du canal.

Comme conclusions de cette étude, il reste acquis pour nous :

1º Que les coarctations urétrales sont formées dans le plus grand nombre des cas par l'organisation des produits plastiques de l'inflammation.

2º Que l'organisation de cette production donne naissance à un tissu cicatriciel, qui, comme tous les tissus de cicatrice, se rétracte *constamment* et *fatalement*.

3º Que ce tissu cicatriciel, habituellement très-dur et insensible, est, dans un certain nombre de cas, susceptible *d'extensibilité*.

LÉSIONS CONSÉCUTIVES.

Il ne suffit pas de bien connaître les rétrécissements en eux-mêmes ; il est nécessaire de faire une étude exacte des désordres anatomiques et physiologiques qui sont les conséquences des coarctations les plus insignifiantes en apparence.

Les modifications anatomiques les plus esentielles, consistent : dans le changement de largeur et de direction des parties situées en avant et en arrière de l'obstacle. Nous avons pu observer dans un grand nombre de cas, que la portion du canal située derrière le rétrécissement s'élargit quelquefois d'une manière considérable tandis que la partie située en avant se rétrécit, et cette modification sera plus ou moins importante, selon l'étendue, l'ancienneté, la dureté de l'obstacle, et aussi selon le degré d'énergie que la vessie aura conservé.

Parfois la portion du canal située en arrière de la coarctation est si considérablement agrandie, qu'elle ressemble à une poche et simule complétement la vessie elle-même ; elle efface le col vésical et annihile sa contractilité normale.

Cette distension de l'orifice interne de l'urètre, amène fatalement l'*incontinence* d'urine, et il n'est pas rare de voir la même cause organique donner lieu tantôt à une rétention d'urine et tantôt à l'incontinence plus ou moins complète du même liquide.

L'espèce de poche ou de vessie supplémentaire dont nous avons parlé, subit elle-même des modifications de natures diverses ; ces changements, dont la connaissance importe tant au point de vue du traitement, ont été étudiés par nous avec un grand soin. Ainsi quelquefois les parois de cette poche peuvent s'amincir considérablement ou s'hypertrophier ; elle peut s'enflammer, s'ulcérer, et l'ulcération produit quelquefois des fistules urétrales précédées d'abcès et d'infiltration urineuse ;

Nous avons également observé comme lésions consécutives diverses modifications de la partie *prostatique* du canal, des *uretères* et des *reins*, très-importantes à connaître.

Nous rappellerons que la *portion* du canal

située *en avant* du rétrécissement subit **aussi**, ainsi que nous l'avons dit, un changement très-appréciable dans son diamètre, l'urine ne s'écoulant que goutte à goutte, et ne distendant plus à chaque instant les parois urétrales, ces parois reviennent sur elles-mêmes perdant de leur ressort comme tous les organes dont les fonctions sont en partie abolies.

Il est fort difficile de diagnostiquer les diverses sortes de déviation et les changements de direction que l'urètre peut subir dans les innombrables variétés de l'affection qui fait le sujet de ces nouvelles recherches. Pourtant les observations que nous avons pu faire nous ont démontré que sa courbure naturelle augmente ou diminue considérablement selon la place occupée par la coarctation.

Parfois la déviation est latérale, et tout récemment nous en avons rencontré un cas très-remarquable chez un homme de vingt-huit ans, rétréci depuis huit ans; le rétrécissement occupait le côté gauche du canal et avait près de quatre centimètres de longueur.

Ces lésions de direction peuvent devenir, pour le praticien peu habitué à ces sortes d'explorations une source de difficultés et de mécomptes, et les tentatives qu'il est obligé de répéter afin d'arriver à déterminer la nature de la lésion ne réussissent que par la connaissance approfondie des diverses méthodes applicables à chaque cas particulier.

SYMPTOMES DES RÉTRÉCISSEMENTS

S'il existe un obstacle au cours naturel de l'urine, voici les symptômes que l'on observe le plus ordinairement.

En premier lieu, le jet du liquide est modifié dans sa forme, son volume et sa direction. Au début de la maladie, le malade rétréci s'aperçoit qu'il est obligé de faire de plus grands efforts pour vider sa vessie. Le jet de l'urine, au lieu d'être projeté, tombe perpendiculairement, il est moins gros qu'à l'état normal. Il présente souvent une bifurcation, ou sort tortillé en vrille, en spirale, quelquefois le liquide s'échappe par plusieurs petits jets, comme si le gland était percé en pomme d'arrosoir.

Les malades affectés de rétrécissement mettent de plus en plus longtemps pour vider leur vessie, et les besoins d'uriner sont plus fréquents qu'à l'état normal, le réservoir urinaire ne se vidant jamais complétement.

La portion du canal située derrière l'obstacle étant, ainsi que nous l'avons dit, toujours plus ou moins dilatée, retient une certaine quantité d'urine qui ressort peu de temps après les dernières contractions vésicales. Cette urine s'écoule alors peu à peu par son propre poids, franchit l'obstacle et s'échappe au milieu des vêtements.

Le plus petit écart de régime, une émotion, un changement dans la température, peut augmenter les difficultés d'uriner, et nous avons bien des fois observé des rétentions graves qui n'avaient pas d'autres causes.

Ces rétentions d'urine survenues à la suite d'écart dans les habitudes sont considérées à juste titre, comme des accidents très-sérieux quelquefois mortels, surtout si l'art chirurgical n'intervient pas utilement à temps.

Le mécanisme qui produit ces accidents est facile à comprendre, et nous ne saurions mieux faire que de reproduire le tableau fidèle tracé par un de nos maîtres. « L'urine retenue forcément, ce liquide est résorbé, et va infecter l'économie; le moindre morceau de mucus concret qui se forme dans la vessie, la moindre parcelle de fibrine, la moindre gravelle qui tombe des reins, donnent naissance à une petite pierre, car ces corps mous, formés accidentellement, ne pouvant être entraînés au dehors par les urines, qui ne coulent que goutte à goutte, les dépôts calcaires les recouvrent bientôt; l'urine retenue dans l'organe devient fétide et est résorbée fétide; souvent elle s'écoule dans les vêtements et leur donne une odeur repoussante; la vessie, toujours pleine et distendue, cause des douleurs permanentes au malade, au bas-ventre et dans les flancs, des envies d'uriner toujours renaissantes le privent de sommeil, et pendant la veille il n'est occupé que de sa vessie, de ses douleurs, de ses besoins ; enfin, toute son attention se concentre sur sa triste affection : il ne pense qu'à cela, et la plupart des rétrécis perdent les joies de la vie à un plus ou moins grand degré comme ils perdent l'aptitude aux affaires, l'espérance dans l'avenir, et souvent le goût de vivre ; le plus grand nombre des personnes atteintes de spleen sont des rétrécis.

Heureux encore ceux chez lesquels l'urine forcément retenue ne cause pas de plus grands désordres ! Ne pouvant être expulsé par les voies naturelles, ce liquide se fraye un passage, il perfore l'enveloppe qui le contient soit la portion de l'urètre située derrière la partie rétrécie, l'urine corrompue s'écoule par l'ouverture faite, s'épanche dans les tissus, les frappe de gangrène, ce qui amène souvent la mort. Si le malade est assez heureux pour que ce liquide se fasse jour au dehors en perforant la peau, cet étrange bonheur consiste à devenir fistuleux, c'est-à-dire à se trouver dans cet affreux état où l'urine s'écoule toujours par une, deux, quelquefois dix ouvertures anormales, qui incessamment laissent suinter une urine âcre, ammoniacale et chargée de pus, qui fait du malade un être incommode et repoussant.

Outre que l'urine se fait un passage anormal au dehors, elle produit d'autres désordres à l'intérieur, continuellement secretée par les reins, et ne trouvant plus de place dans son réservoir qui est plein et distendu, elle reste stagnante dans les reins, dans la vessie, les urétères, elle distend ces conduits, qui, naturellement étroits à ne pas recevoir un crin de cheval, deviennent des poches à y recevoir le bras d'un enfant ; le rein lui-même se distend, son tissu s'amincit, et devient aussi une poche.

Ces transformations sont un effet physique de l'obstacle mécanique qui se trouve dans l'urètre, c'est *le seul* qu'il est suffisant de faire connaître ici, car les autres désastreux effets qui tiennent à l'organisme, les inflammations, les abcès, les compressions d'organe, les désordres sympathiques qui dépendent de la rétention d'urine, nous mèneraient trop loin, et allongeraient une exposition que nous voulons faire courte et rapide, mais suffisante pour donner une juste crainte d'un rétrécissement de l'urètre porté à ses dernières limites.

Les efforts continuels pour uriner prédisposent à l'apoplexie, et la déterminent quelquefois ; prédisposent aux hernies, et les déterminent souvent ; prédisposent aux affections du cœur, et rendent quelquefois mortelles celles qui donneraient encore quelque répit ; prédisposent aux hémorroïdes et aux fluxions anales ; enfin, tous les désordres que des efforts incessants peuvent déterminer, le rétrécissement de l'urètre les détermine à des degrés variables selon la durée de la maladie, l'étroitesse du canal et selon la disposition du sujet.

Enfin le rétrécissement prononcé de l'urètre frappe d'impuissance l'homme le plus apte et le plus prolifique. L'urètre étant bouché, le sperme pendant l'orgasme ne peut sortir par le canal, retourne en arrière, et va dans la vessie se mêler aux urines ; de là l'impuissance.

Nous devons ajouter, que la rétention d'urine qui survient pendant l'existence d'un rétrécissement peut être causée par suite d'un exercice trop violent, d'un coït immodéré ou de masturbation.

Nous avons vu que l'impuissance résultait souvent de l'existence d'une coarctation urétrale, nous devons dire aussi que les nombreux malades qui nous ont consulté éprouvaient tous une sensation plus ou moins douloureuse au moment de l'éjaculation, et chez quelques-uns l'acte sexuel était accompagné de douleurs vives et de la sortie d'un peu de sang.

Les pertes séminales ne sont pas rares chez les rétrécis, et les pollutions diurnes et nocturnes s'observent fréquemment.

Lorsque le rétrécissement est déjà ancien, la liqueur séminale sort en bavant au lieu d'être projetée, et on peut dire d'une manière générale que les malades rétrécis sont impropres à la fécondation.

Par suite de l'inflammation qui provoque

la rétention, il arrive quelquefois que la glande prostate s'irrite et que le liquide prostatique est secrété en plus grande abondance ; Amussat a appelé l'attention des chirurgiens sur cette circonstance et il a démontré, que ce liquide arrêté et épaissi en arrière de l'obstacle, pouvait obturer entièrement la petite ouverture restée perméable à l'urine et amener la rétention de ce liquide.

Les malades affectés de rétrécissement sont aussi presque tous affectés de *suintements urétraux*, suintements qui ont reçu diverses dénominations, *goutte militaire, échauffement*, mais que nous avons décrits au chapitre intitulé *blennorrhée*.

Ce léger suintement de matière blanchâtre, jaune sale, quelquefois sanguinolente, fait le désespoir des malades et aussi de certains médecins qui épuisent pour les tarir, tout l'arsenal médical et pharmaceutique sans résultat. La guérison du rétrécissement *seule* fait cesser complétement cette désagréable infirmité. Parfois cet écoulement est uniquement formé par du liquide *prostatique* et beaucoup de malades se croient atteints de pertes, frappés qu'ils sont de la ressemblance de ce liquide avec la liqueur séminale.

Quelques malades se plaignent aussi de douleurs plus ou moins vives ayant leur siége au méat urinaire. Ce symptôme, qui se retrouve aussi très-fréquemment chez les malades affectés de pierre vésicale, n'indique pas toujours que le rétrécissement a son siége à la partie antérieure du canal, car nous avons été consulté par un certain nombre de malades atteints de lésions du col vésical et qui accusaient ce symptôme.

D'autres malades éprouvent aussi des douleurs sourdes, des pesanteurs dans la région périnéale, en arrière des bourses, quelquefois dans le rectum. Parfois aussi le bas-ventre, les aines semblent participer à cet état douloureux, et nous avons remarqué que ces douleurs coïncident souvent avec l'inflammation de la glande prostate.

La région des reins peut également se trouver affectée et être le siége de douleurs plus ou moins vives. Des graviers peuvent se former dans ces organes, et ainsi que nous l'avons vu, donner naissance à des accidents graves.

Ces diverses complications s'accompagnent généralement de troubles dans l'état général du malade, parfois il survient une fièvre qui malgré le type intermittent qu'elle affecte, résiste souvent à l'action du sulfate de quinine. Ducamps avait déjà signalé le peu d'action du quinquina dans ces cas, et nous avons été témoin de faits semblables dans lesquels la fièvre n'a cessé complétement qu'après le traitement et la guérison du rétrécissement.

Nous avons également mentionné une des complications les plus douloureuses des obstacles survenus au cours de l'urine, la formation de tumeurs hémorroïdales et quelquefois aussi la sortie de la muqueuse rectale provoquée par les efforts faits par le malade pour uriner. Les gaz et des matières fécales peuvent s'échapper sous l'influence de ces mêmes efforts.

MARCHE DE LA MALADIE

On pourra lire dans nos observations que certains rétrécissements semblent débuter brusquement.

Nous avons dit que quelques malades dont l'urètre s'était rétréci peu à peu sans qu'ils en aient eu conscience, étaient pris tout à coup après un léger excès de table ou un coït exagéré, d'une rétention d'urine qui met leur vie en danger, si des secours immédiats ne leur sont pas donnés par un chirurgien expérimenté ; un début aussi brusque est assez rare et le plus ordinairement les coarctations suivent la marche que nous allons décrire rapidement, cette description étant déjà à peu près complète dans le chapitre où il est question des symptômes.

Nous noterons d'abord les démangeaisons que quelques malades éprouvent au bout de la verge. Le jet de l'urine est comme retardé, et la sortie de l'urine n'est pas simultanée avec la dilatation du col vésical ; ensuite les dernières contractions vésicales, ce qu'on appelle vulgairement *le dernier coup de piston,* laissent dans la vessie et la partie postérieure de l'urètre quelques gouttes d'urine qui s'écoulent après un instant.

Plus tard surviennent les diverses modifications du jet qui se divise, se tortille en vrille, etc., etc.

Plus tard encore le changement dans la mixtion est tout à fait complet, le jet n'existe plus, l'urine s'écoule par gouttes à peine reliées entre elles, et les malades, selon la vieille expression chirurgicale, *pissent sur leurs souliers.*

« Enfin il arrive un moment où les difficultés d'uriner s'accroissent de plus en plus, les efforts les plus énergiques suffisent à peine pour laisser échapper quelques gouttes de liquide ; les malades sont en proie à une agitation inouïe ; ils se mettent dans toutes les positions imaginables, les souffrances s'accroissent, des selles involontaires ont lieu et le malade réclame des secours avec l'énergie du désespoir. Rien n'est comparable à l'horrible position dans laquelle ces malheureux se trouvent, et il serait difficile de décrire la joie qu'ils expriment alors qu'il a été possible d'introduire la sonde libératrice qui permet de les délivrer des angoisses inexprimables qu'ils éprouvaient. »

Les rétentions d'urine peuvent aussi survenir dans d'autres circonstances que celles où il existe des coarctations urétrales, et le diagnostic est parfois plein de difficultés. Ainsi l'hypertrophie de la glande prostate, un corps étranger venant de la vessie ou du dehors, une tumeur développée ou formée par le déplacement d'un organe voisin, peuvent simuler tous les symptômes d'un rétrécissement de l'urètre et donner lieu à une rétention d'urine. Pourtant avec une grande attention, une certaine habitude, on arrive à déterminer le genre de lésion auquel on a affaire, et, avec les moyens que la science possède aujourd'hui, il est presque toujours possible de distinguer les cas, d'établir un diagnostic et d'instituer un traitement.

PRONOSTIC DES RÉTRÉCISSEMENTS

Il est facile de comprendre que le pronostic des coarctations urétrales peut et doit varier considérablement, selon les causes de l'affection, les complications qui peuvent survenir, le genre de vie du malade, et aussi selon les traitements employés primitivement. Ce qu'on peut dire d'une façon absolue, c'est que les rétrécissements de l'urètre de nature fibreuse, abandonnés à eux-mêmes, font des progrès incessants et qu'il doit arriver fatalement un instant où l'oblitération du canal sera complète. Tous les chirurgiens sont d'accord sur cette grave issue des strictures lorsqu'elles ne sont pas convenablement traitées, et les nombreuses observations que nous avons recueillies personnellement ne nous nous laissent aucun doute sur ce point ; nous devons ajouter que les rétrécissements multiples sont plus graves qu'un obstacle unique, et cela se comprend facilement.

TRAITEMENT DES RÉTRÉCISSEMENTS DE L'URÈTRE

Un grand nombre de méthodes ont été employées et préconisées tour à tour, la plupart abandonnées à juste titre. Après les expériences d'une saine pratique, quelques-unes ayant donné et donnant encore des résultats avantageux dans quelques cas, d'autres plus sérieuses basées sur les connaissances anatomo-pathologiques modernes, sur des faits et des succès multipliés et constants, sont entrées et resteront comme méthodes définitives et probablement comme le dernier mot de cette partie de l'art chirurgical.

Nous passerons rapidement une revue sommaire des procédés employés anciennement pour la guérison des strictures urétrales, cette étude rétrospective de méthodes et de procédés abandonnés pour la plupart, n'ayant qu'un intérêt de curiosité bien secondaire.

L'une des méthodes qui a fait le plus de bruit pendant de longues années et sur laquelle, on peut le dire, reposait à cette époque toute la thérapeutique des rétrécissements, était la cautérisation, dont nous allons essayer d'esquisser l'histoire.

DE LA CAUTÉRISATION

L'art d'employer les caustiques dans le traitement des strictures urétrales, est fort ancien. Il y a quatre siècles qu'Amatus Lusitanus, Ferri Alphonse, employaient l'orpiment et le vert-de-gris incorporés à un mucilage ; ce mélange était porté sur la *carnosité* (c'est le nom que l'on donnait alors aux diverses sortes de rétrécissements) au moyen d'une bougie préparée.

Ce procédé très-défectueux et qui exposait les parties saines du canal à une cautérisation inutile, et par conséquent nuisible et dangereuse, fut employé pour guérir le roi Charles IX, par un charlatan italien, nommé Giannatus. Mais déjà notre grand Ambroise Paré avait été frappé du danger d'employer de semblables préparations et le chirurgien d'Henri III, le signale ainsi : « Poursuivant, dit-il, la curation desdites carnosités, il te convient de ne trop user dans la voie de l'urine de remèdes âcres et corrosifs, parce que la sensibilité de ce conduit en étant offensée, il pourrait en résulter de grands accidents. »

Pourtant, le père de la chirurgie française employa aussi les caustiques à l'état pulvérulent. Plus tard, Guillaume Loyseau, chirurgien de Bordeaux, traita le roi Henri IV par les mêmes moyens, et le roi s'étant trouvé très-malade, on accusa Loyseau d'avoir voulu l'empoisonner. « Mais le roi assuré de ma fidélité, dit Loyseau, et sachant bien que cela venait d'ailleurs, me fit la faveur de parler pour moi, et me justifia en la présence du duc de Bouillon et de plusieurs autres. »

Pourtant plusieurs insuccès et quelques cas de mort empêchèrent cette méthode d'être adoptée.

Plus tard, Wiseman, chirurgien de la famille royale d'Angleterre en 1640, employa un nouveau procédé que l'illustre Hunter mit en usage, et qui fut dès lors adopté et mis en pratique jusqu'à l'abus dans toute la Grande-Bretagne.

Ce procédé de Wiseman adopté et perfectionné par Hunter, consistait à introduire jusqu'à l'obstacle une canule métallique armée d'un stylet, sur lequel était fixé un petit morceau de pierre infernale.

Plus tard, Éverard Home, neveu et élève de Hunter, modifia ce moyen en substituant à la canule métallique une bougie armée de caustique qui remplissait le même but, et avait les mêmes inconvénients.

Les tentatives et les procédés ingénieux plus modernes de Charles Bell, Whately, et plus tard d'Arnott, ne purent empêcher l'abandon de cette méthode, et la Grande-Bretagne est, aujourd'hui, le pays où l'on cautérise le moins les coarctations urétrales. En 1822, M. Petit, et surtout Ducamp, en donnant un certain degré d'exactitude aux moyens d'exploration et surtout en modifiant le procédé d'application du caustique, parurent pour un grand nombre de praticiens avoir diminué les inconvénients de cette méthode de traitement, et on obtint alors quelques guérisons plus ou moins définitives.

Vers la même époque, l'un des chirurgiens qui avaient adopté les procédés de Ducamp avec le plus d'enthousiasme, Lallemand, professeur à l'école de Montpellier, s'aperçut un des premiers des modifications que ces procédés exigeaient, et ce praticien imagina divers porte-caustiques très-ingénieux.

Mais de nombreux insuccès vinrent promptement refroidir ses partisans les plus exaltés, et l'un d'entre eux, M. Serres, s'exprime ainsi dans son *compte rendu de la clinique chirurgicale de Montpellier* : « N'ajoutez pas, dit-il, une foi trop grande à ce qu'on a écrit sur ce sujet, ou vous aurez bien des mécomptes dans votre pratique. On accuse sans doute aujourd'hui tout ce qu'a dit Ducamp, sur les effets curatifs de la cautérisation, car il était jeune alors, et la mort l'a ravi à la science avant que le temps eût dessillé ses yeux. Mais celui qui, dans l'état actuel de la chirurgie, avec tout ce qu'on a appris depuis cette époque, voudrait parler ce langage, serait loin de la vérité. »

Comme conclusion, nous dirons, d'après notre expérience personnelle qui vient complétement corroborer les observations des praticiens spéciaux les plus autorisés, que la méthode qui consiste à guérir les coarctations urétrales par la cautérisation, n'est applicable et ne peut donner quelques résultats que dans des cas fort rares, où l'obstacle est constitué par une bride très-mince ; même dans ces cas rares, et dans ces limites restreintes, elle demande une habileté opératoire aussi intelligente qu'éclairée.

La simple prudence doit donc commander une grande circonspection dans l'emploi d'un moyen de traitement qui expose les malades à des récidives plus graves et plus difficiles à faire disparaître que la maladie contre laquelle on le met en usage.

Pour ne citer qu'un exemple des inconvénients de l'emploi des caustiques, nous rappellerons que la plupart des écoulements urétraux opiniâtres sont entretenus par un rétrécissement peu important, mais sous l'influence duquel persiste une inflammation chronique qui produit l'écoulement. Si dans ce cas on cautérise la coarctation, l'écoulement pourra cesser, mais la cicatrice qui résultera de cette cautérisation se transformera bientôt en tissu calleux, dur, et cette simple bride qui, d'abord, était parfaitement susceptible de dilatabilité, complétement transformée, deviendra la source d'incommodités de toutes sortes.

Nous résumerons donc l'appréciation de cette méthode en disant :

1º Que la cautérisation des coarctations urétrales est pleine de difficultés dans son application ;

2º Que cette méthode, quelle que soit la perfection des procédés, donne lieu à des cicatrices formées par un *tissu inodulaire très-rétractile*, produisant *fatalement* des récidives beaucoup plus opiniâtres ;

3º Que l'application du caustique considéré comme devant détruire les points rétrécis, exige une précision mathématique dans le diagnostic de leur siége, leur nombre, leur étendue, leur direction, c'est-à-dire l'impossible en pratique.

Pour toutes ces raisons, nous n'employons jamais la cautérisation.

DE LA DILATATION

Cette méthode, par laquelle on se propose de rétablir le calibre du canal de l'urètre par l'introduction de corps divers d'un volume de plus en plus gros, se divise selon les procédés employés en *dilatation brusque* ou *immédiate*, et en *dilatation graduelle ;* elle est généralement pratiquée avec des instruments et des bougies de diverses sortes, de formes différentes, mais qui peuvent être partagées en deux classes, selon qu'elles sont flexibles ou rigides.

L'art de traiter les rétrécissements au moyen de bougies et de moyens dilatants de divers genres est très-ancien, et les auteurs ne sont pas d'accord ni sur l'époque précise ni sur le nom du premier inventeur de cette méthode de traitement. On lit dans un écrit publié par André Lacuna, en 1551, qu'on doit en attribuer la première idée à un Portugais nommé Philippe. En 1554, Amatus Lusitanus prétendit avoir eu connaissance de ce moyen de traitement par son maître, le professeur Aldéréto, médecin à Salamanque, et l'avoir communiqué au Portugais Philippe, dont parle Lacuna.

Vers la même époque, Alphonse Ferri ou Ferrins, médecin de Naples, dans un traité publié en 1553, parle d'un procédé analogue employé par Alexandre le Grec.

Pendant le XVII° siècle et la moitié du XVIII°, les auteurs qui ont écrit sur ces questions font à peine mention des bougies dilatantes, si ce n'est pour répéter ce qu'avaient dit leurs prédécesseurs.

En 1745, Daran remit en vogue cette méthode, qui, dans ses mains exercées, procura un grand nombre de guérisons.

En 1779, l'orfévre Bernard présenta à l'Académie de chirurgie des sondes flexibles et douces faites par un nouveau procédé. Ces sondes, dont tous les chirurgiens reconnurent les avantages, donnèrent l'idée de faire des bougies composées de la même manière, et on abandonna celles employées précédemment.

On s'est également servi de bougies fabriquées en cordes de boyaux, et Plenck, chirurgien de Vienne, les préconisa beaucoup comme un bon agent dilatateur des strictures urétrales.

Plus tard, ce furent des instruments de même genre, faits en plomb, en baleine, qui furent essayés, et, en 1804, M. Schmith, chirurgien anglais, inventa des bougies métalliques d'une nouvelle composition.

Cette revue rétrospective, quoique rapide et incomplète, démontre pourtant les efforts incessants faits par nos devanciers pour arriver à obtenir la guérison d'une affection dont ils appréciaient la gravité, et elle permet de comparer l'obscurité, les tâtonnements, les dangers des anciennes méthodes de traitement, avec la clarté, la certitude et l'innocuité des procédés modernes, dans tous les cas simples de coarctation urétrale, et dans le plus grand nombre de ceux compliqués.

DE LA DILATATION BRUSQUE OU IMMÉDIATE

La méthode qui consiste à dilater brusquement l'urètre, préconisée par Lallemand, Pirondi, A.-T. Chrétien, et surtout par Mayor, qui exagéra ce procédé d'une façon incroyable, a été, et avec raison, abandonnée par tous les chirurgiens prudents, surtout par ceux qui ont étudié avec soin l'histoire des strictures urétrales. Nous ne nous arrêtons donc pas sur un moyen de traitement très-incertain, très-douloureux, plein de dangers, et qui a été justement banni d'une thérapeutique chirurgicale raisonnée.

DE LA DILATATION GRADUELLE

La méthode à laquelle on a donné le nom de *dilatation graduelle* se divise en deux procédés, selon que l'on emploie la dilatation *permanente* ou la dilatation *temporaire*.

De la dilatation permanente. Ce procédé a rendu et rend encore quelques services dans des cas où l'existence de rétrécissements calleux, très-durs, est reconnue, et quand le malade se refusant à toute opération, on se trouve obligé d'instituer un traitement pouvant procurer, sinon la guérison, du moins une amélioration de la position douloureuse où il se trouve.

Néanmoins cette méthode a plusieurs inconvénients, et son emploi, peu prudent, donne lieu quelquefois à des accidents graves que nous rappellerons en quelques mots :

1° La présence prolongée d'une sonde dans le canal y détermine le plus souvent une cuisson très-vive, parfois de la douleur, et **produit** un malaise général dans tout l'organisme.

Il arrive heureusement dans beaucoup de cas une diminution assez prompte de ces symptômes après deux ou trois jours, et les malades finissent par supporter la sonde sans se plaindre.

Quelquefois, au contraire, l'irritation est excessive, la présence de la sonde n'est plus tolérée, les souffrances s'accroissent, les envies d'uriner augmentent, il survient de la fièvre, des accidents nerveux, et les malades arrachent la sonde si l'on ne s'empresse de l'enlever.

2° Chez d'autres malades, la présence de cette sonde provoque une inflammation de la muqueuse urétrale, il survient un écoulement abondant, l'inflammation se propage dans le voisinage de l'urètre, se communique dans les tissus sous-jacents, dans les cordons spermatiques, aux testicules; il survient des abcès, la gangrène même, ainsi que Boyer et M. Rayer en rapportent plusieurs exemples.

En général, dans les cas les moins graves, on parvient à arrêter la marche des accidents en retirant la sonde et en soumettant le malade à un traitement convenable, et il résulte de cet insuccès apparent une modification dans la portion rétrécie du canal qui permet de recourir plus efficacement à des moyens ultérieurs, impossibles à employer auparavant.

Quelquefois même il est possible, après quelques jours de repos, de réintroduire l'instrument; les accidents ne reparaissant plus, le malade supportant mieux la présence de ce corps étranger, on arrive à obtenir une heureuse modification du point rétréci et une guérison à peu près complète.

Pour obtenir cet heureux résultat, nous avons reconnu chez plusieurs de nos malades qu'il était absolument nécessaire de ne pas considérer l'urètre de l'homme comme un canal inerte, et qu'après lui avoir rendu la totalité ou une grande partie de son diamètre, il était essentiellement utile de lutter pendant un certain temps contre sa tendance inévitable à se rétracter ; à ce prix seulement on obtient quelques succès durables.

Nous le répétons, le peu de sécurité, les résultats incertains, la gravité des complications qui surviennent quelquefois, nous ont fait un devoir de ne recourir que fort rarement, et dans des cas très-exceptionnels, à la méthode dite de dilatation *permanente,* et la plus grande partie des praticiens français et étrangers y ont renoncé également.

DE LA DILATATION TEMPORAIRE

Nous croyons avoir démontré suffisamment que les coarctations urétrales différant essentiellement les unes des autres par leurs causes, leur nombre, leur structure, leur dureté, et aussi par le point qu'elles occupent dans l'urètre, le traitement à employer pour arriver à la guérison doit nécessairement varier aussi, et on comprend parfaitement que telle méthode et tels procédés, excellents dans un cas déterminé, pourront être nuisibles dans un autre.

Ces remarques sont utiles à propos de la *dilatation temporaire*, excellent moyen de traitement qui rend les plus grands services, et que quelques praticiens ont repoussée après un examen trop superficiel; peut-être aussi après l'avoir appliquée à des cas où son emploi, contrairement à leur croyance, ne pouvait être qu'inefficace.

Notre cher et excellent maître, qui en fait la base de sa thérapeutique des coarctations depuis de longues années dans son service spécial de l'hôpital Necker, obtient chaque jour, avec cette précieuse ressource, les succès les plus éclatants et les plus incontestables, et, pour notre part, nous pouvons dire que nous avons guéri un nombre assez considérable de malades par cette seule méthode.

Si nous entrons dans l'exposé de certaines considérations secondaires, nous dirons qu'il n'est pas indifférent de pouvoir rendre à la santé de pauvres malades que leur position pécuniaire empêche quelquefois de prendre un congé ou un repos nécessaire, que leur maladie met souvent dans l'impossibilité absolue de continuer leurs occupations, et de leur offrir un moyen de guérison remarquable par sa rapidité et son innocuité relative, qui arrive à les débarrasser d'affections graves, d'infirmités réelles, et, dans les cas les plus simples, d'incommodités de tous les instants.

Malheureusement, les rétrécissements très-anciens ou ceux qui ont subi la transformation dite *inodulaire* ne peuvent être ni guéris ni améliorés par cette méthode ; elle devient même nuisible dans ces cas.

Il est donc permis de dire que c'est à une fausse appréciation de l'opportunité de son application que doivent être dus les insuccès dont se plaignent, avec raison, les malades sur lesquels ce moyen de traitement a été employé par des chirurgiens peu au courant de ces questions spéciales.

DE LA SCARIFICATION

(Urétrotomie interne)

Nous avons dit qu'un certain nombre de rétrécissements anciens ou survenus à la suite de chute sur le périnée, d'inflammations profondes et internes du canal de l'urètre, présentent une dureté telle que les procédés de traitement qui réussissent le mieux, n'offrent dans ces cas que fort rarement des chances de succès, et peuvent, si l'on persiste à vouloir les employer, donner lieu à des accidents graves, à des complications de diverses natures.

Les praticiens les plus autorisés par les études particulières qu'ils ont faites ont observé comme nous que ces coarctations *calleuses* résistant à toute espèce de dilatation, que les cautérisations aggravent, ne peuvent être traitées efficacement que par la méthode dite de *scarification*, opération à laquelle a été donné le nom impropre *d'urétrotomie*.

Cette opération, peu connue des anciens chirurgiens, n'a pris rang dans la science et ne s'est régularisée dans la pratique que depuis quelques années ; il a fallu des succès multipliés, des guérisons nombreuses, des preuves concluantes pour fixer l'attention des praticiens sur la valeur réelle de ce moyen de traitement et les faire revenir de leur prévention à son égard.

Peu de questions médicales ont été l'objet de dissidences, de discussions passionnées et d'exagérations semblables à celles qu'a soulevées l'urétrotomie interne ; tel chirurgien n'admettant l'emploi de cette méthode que tout à fait exceptionnellement, tel autre, au contraire, voulant presque l'universaliser dans toutes les variétés de coarctations, quels que soient leur nature et leur siége.

Ce moyen de traitement, pour tout esprit

calme qui se contente de le juger sans prévention ni parti pris, n'a mérité *ni cet excès d'honneur ni cette indignité*.

Ce n'est pas dans ces termes extrêmes que la vérité se trouve, et les éloges exagérés de ses partisans enthousiastes, pas plus que l'espèce d'ostracisme dont la frappent quelques adversaires routiniers, n'empêcheront pas le chirurgien prudent d'employer une méthode qui compte aujourd'hui ses succès par milliers, aussi bien à l'hôpital Necker que dans la pratique ordinaire.

DES RÉTRÉCISSEMENTS PAR CAUSE INFLAMMATOIRE

Nous avons dit que les inflammations aiguës du canal de l'urètre (*blennorrhagies*) pouvaient produire accidentellement un gonflement considérable de la membrane muqueuse et donner lieu à une rétention complète d'urine. Cet accident, que l'on a décrit avec raison sous le nom de *rétrécissement par cause inflammatoire*, se complique quelquefois de spasmes nerveux qui rendent la miction excessivement difficile, sinon impossible, et toujours très-douloureuse.

Il est de la plus grande importance, dans ces cas particuliers, d'instituer immédiatement un traitement antiphlogistique plus ou moins énergique, selon la gravité de l'accident et la constitution du malade ; ainsi, les bains prolongés, les topiques émollients produisent souvent une détente salutaire ; dans d'autres cas plus graves, les émissions sanguines générales ou locales rendront les plus grands services ; si l'élément nerveux complique la situation, les suppositoires calmants, les lavements opiacés interviennent d'une manière très-efficace ; si cet élément domine, on devra insister sur une médication antispasmodique, ainsi que nous le dirons bientôt en décrivant les *rétrécissements spasmodiques simples.*

Ces divers moyens thérapeutiques employés judicieusement par un praticien habitué à l'observation de ces états morbides, réussissent le plus généralement à procurer une amélioration immédiate : la rétention d'urine cesse, et peu à peu la miction s'effectue.

Malheureusement quelquefois les choses ne se terminent pas aussi simplement, et dans quelques cas nous avons été forcé d'intervenir en introduisant, avec beaucoup de tâtonnements, notre sonde évacuatrice à conducteur, afin de soulager immédiatement le malade en faisant cesser une rétention qui menaçait son existence.

DES RÉTRÉCISSEMENTS SPASMODIQUES.

Cette sorte de coarctation a été longtemps niée par plusieurs auteurs ; mais les observations d'un certain nombre de praticiens, et surtout les beaux travaux de M. Civiale et de quelques auteurs anglais, ont complétement rectifié les fausses interprétations, et les rétrécissements par cause *spasmodique* sont entrés et restent dans le cadre nosographique des affections urétrales *rares*.

En général, voici ce qu'on observe dans cette forme de stricture :

Il survient tout à coup, quelquefois sans cause appréciable, un trouble profond dans la miction, qui parfois même est complétement empêchée; le malade souffre peu, à moins pourtant que l'état spasmodique ne se trouve compliqué ou provoqué par une inflammation plus ou moins intense. C'est presque toujours la portion courbe de l'urètre qui est affectée de ce spasme nerveux; les excès de coït ou d'onanisme, une dilatation trop brusque peuvent le déterminer ; quelquefois c'est une cause beaucoup plus légère qui le produit; comme l'impression prolongée du froid, une émotion morale vive. Il existe des observations qui prouvent que dans quelques cas il est le résultat de lésions profondes des reins, de la vessie, de la prostate, etc. ; quelquefois aussi l'agacement produit par la présence d'une pierre ou de petits graviers dans le réservoir urinaire en est la cause unique.

Nous avons vu également une constipation opiniâtre et des hémorroïdes donner naissance à ce spasme.

Plusieurs moyens peuvent être mis en usage pour le faire cesser ; nous prescrivons habituellement, dans ces cas, de grands bains tièdes, des applications émollientes, des lavements opiacés, au besoin, une émission sanguine; pourtant, lorsque les accidents présentent une certaine gravité, il ne faut pas demander trop longtemps secours aux seuls moyens médicaux, et il est indiqué de tenter immédiatement le cathétérisme évacuatif.

En général, la guérison s'obtient promptement si le cas est simple : on est rarement obligé de sonder plusieurs fois le malade ; au reste, l'opération, pratiquée avec les précautions, les instruments et la dextérité indispensables, n'entraîne ni inconvénients ni dangers.

OBSERVATIONS ET GUÉRISONS.

Soixante-deux ans. — Rétrécissement datant de vingt-cinq ans. — Deux fistules urinaires. — Catarrhe de vessie. — Envies fréquentes d'uriner. — Plusieurs traitements infructueux. — Guérison en trente-deux séances par la dilatation graduée temporaire.

M. S. L...; employé, demeurant rue Mazarine, est affecté depuis vingt-cinq ans de difficultés d'uriner. Il a été atteint dans sa jeunesse de plusieurs inflammations du canal de l'urètre, et, environ quinze mois après le dernier écoulement, les fonctions de l'appareil uro-génital se sont trouvées troublées. Plus tard, et malgré divers traitements médicaux, la miction est devenue de plus en plus difficile, les urines ne sortaient plus que par un jet très-petit ; plus tard encore, M. S. L... ne pouvait uriner que goutte à goutte, et les envies en étaient presque incessantes. Il y a environ deux ans, il survint un abcès dans la région périnéale ; cet accident fut suivi de la formation de deux fistules urinaires par lesquelles l'urine s'échappe en partie.

Depuis fort longtemps le malade a vu survenir un dérangement profond dans son état général, et l'incommodité résultant de la situation déplorable où il se trouve l'a forcé de renoncer à ses relations habituelles.

M. S. L... a consulté, à diverses reprises, plusieurs praticiens, et les méthodes de traitement employées n'ont abouti, pour quelques-unes, qu'à une amélioration passagère, et, pour le plus grand nombre, à un résultat négatif.

M. S. L.... se confie à nos soins le 1er juin ; à notre première exploration, nous constatons l'existence de rétrécissements multiples ayant leur siége dans la partie profonde du canal. Une bougie filiforme a de la peine à franchir divers obstacles et nous apprend que l'urètre est complétement déformé dans sa direction par une série de coarctations de nature calleuse.

Le malade ne veut pas entendre parler d'opération, et désire que nous employions, avant d'y songer, tous les moyens possibles pour arriver à une situation supportable. Malgré le peu d'espoir que nous avions, et selon le désir formel de M. S. L..., nous commençons l'application de notre méthode par la dilatation temporaire ; les divers procédés que nous mîmes en usage, trop longs à relater dans cette courte rédaction, nous permirent, contre notre attente, de faire pénétrer en six séances une bougie de 4 millimètres. Nous eûmes l'extrême satisfaction de continuer ainsi en modifiant nos manœuvres selon l'indication, et d'obtenir un résultat vraiment inespéré en trente-huit séances de quinze minutes chacune.

Dès la vingt-cinquième séance, le malade urinait déjà avec un jet vigoureux, les fistules s'étaient fermées presque complétement, et leur oblitération était définitive à la fin du traitement. Les urines, qui étaient excessivement épaisses depuis plusieurs années, s'éclaircirent peu à peu, le malade recouvrait le repos, l'appétit, il n'urinait plus que quatre ou cinq fois par jour. Cette situation si heureuse continue, et depuis bientôt une année M. S. L... est complétement rétabli.

Nous devons ajouter pourtant que le plus léger excès, la plus légère infraction à ses habitudes, a un retentissement immédiat sur l'appareil urinaire, et que, jusqu'à la fin de sa vie, le malade devra être très-circonspect sur ce point.

Peu d'observations de guérison offrent un intérêt semblable à celle-ci. Tout se réunissait pour nous éloigner de l'emploi de notre méthode : l'ancienneté, la dureté et le nombre des rétrécissements, l'état général du malade, la présence de deux fistules urinaires, et pourtant, malgré ces circonstances si défavorables, le succès a couronné nos efforts.

Soixante-huit ans. — Incontinence d'urine depuis dix ans. — Douleurs atroces à chaque miction. — Rétrécissement. — Catarrhe vésical, hématurie. — Guérison en vingt-cinq jours.

M. X..., membre de l'assemblée élective de Valachie, provisoirement à Paris, hôtel d'Angleterre, rue des Filles-Saint-Thomas, vient nous consulter pour une incontinence d'urine qui le fait souffrir d'une manière atroce et ne lui laisse pas un instant de repos.

M. X... nous dit avoir consulté à Bucharest, à Vienne, à Berlin les chirurgiens les plus en renom : aucun n'a pu parvenir à lui introduire une sonde dans le canal.

Très-inquiet de sa situation. M. X... est venu à Paris, et voici le résumé de l'histoire de sa maladie.

Comme beaucoup d'autres, M. X... a été atteint dans sa jeunesse de plusieurs inflammations du canal de l'urètre.

Depuis plusieurs années M. X... a remarqué que peu à peu le jet de l'urine diminuait de volume et se divisait en plusieurs portions. Les envies d'uriner étaient plus fréquentes, et un dépôt de matières filantes s'attachait au fond du vase.

Plus tard, les douleurs, d'abord supportables, sont devenues excessivement vives chaque fois que le besoin d'uriner se faisait sentir, et ce besoin se manifestait depuis quelques jours trente et trente-cinq fois par vingt-quatre heures.

Nous diagnostiquons immédiatement une cystite aiguë du col vésical, cystite survenue, ainsi que cela se voit fréquemment, pendant l'existence d'un catarrhe chronique de la vessie, le rétrécissement du canal de l'urètre étant, à nos yeux, la cause initiale des désordres fonctionnels que nous observions.

Après avoir énergiquement et efficacement combattu l'inflammation vésicale et avoir fait cesser la plus grande partie des douleurs qui torturaient le pauvre malade, il nous fut possible de faire une exploration du canal de l'urètre afin de déterminer la situation, le degré de dureté, et la longueur de la coarctation. Nous parvînmes assez facilement et sans le faire trop souffrir à introduire notre explorateur, à sa grande surprise ; car, ayant été témoin de l'insuccès de nos illustres confrères d'outre-Rhin, il ne pouvait croire qu'il fût possible de le sonder, et n'avait consenti à l'être par nous que sur les instances rassurantes que nous lui donnions de cesser toute tentative qui deviendrait douloureuse.

Après quelques recherches, nous constatons qu'il existe un rétrécissement à la partie antérieure de l'urètre, rétrécissement qui nous paraît d'une dureté moyenne et d'une longueur d'environ un centimètre. Le col vésical est d'une sensibilité extrême, le moindre contact provoque des douleurs très-vives, et il s'écoule un peu de sang à chaque introduction de la bougie, malgré la lenteur extrême et les précautions infinies que nous apportons à ces manœuvres. Enfin, peu à peu nous parvenons à émousser la sensibilité des parties et à introduire des dilatateurs de plus en plus volumineux. Après quelques séances très-bien supportées, M. X..., qui pouvait aller et venir, se fatigua outre mesure, fit un léger excès de table, et fut pris d'une hémorragie que nous arrivâmes à faire cesser complétement par les moyens appropriés.

Cet accident ayant cédé, nous reprimes, après quelques jours, le traitement par la dilatation graduée, et nous pûmes restituer au canal son calibre normal.

Malgré cela, la vessie malade depuis si longtemps avait perdu tout ressort et ne se vidait pas encore convenablement, les envies d'uriner étaient fréquentes. Enfin, les fonctions de l'appareil urinaire n'avaient pas reconquis leur intégrité.

M. X..., qui était pressé de partir pour assister à l'ouverture des chambres de son pays, consentit pourtant à rester douze jours de plus, afin de nous permettre d'achever une guérison si bien commencée. Nous lui fîmes un certificat constatant l'impossibilité où il était de se rendre momentanément à son poste, et nous le soumîmes immédiatement à la méthode de *Gymnastique vésicale*, préconisée et employée avec tant de succès, à l'hôpital Necker, par notre cher et illustre maître. Après quelques séances parfaitement supportées, le malade n'urinait plus que sept ou huit fois par jour sans aucune sensation douloureuse, et le douzième jour M. X... put partir pour Bucharest dans une situation presque parfaite.

Nous recommandâmes au malade de continuer l'emploi du même moyen aussitôt arrivé chez lui, et pendant deux mois au moins.

Cette observation, pleine d'intérêt par les divers incidents que le malade nous a présentés, et par les traitements variés qu'il a fallu employer pour arriver à la guérison, nous a prouvé, une fois de plus, qu'avec une grande patience, une lenteur extrême, on parvient, dans beaucoup de cas, à faire cesser complétement des affections que beaucoup de médecins, peu au courant de ces questions spéciales, regardent comme au-dessus des ressources de l'art.

Rétrécissement depuis douze ans. — Gravelle. — Incontinence d'urine. — Catarrhe de vessie. — Traitement par la dilatation, insuccès. — Opération par la méthode immédiate. — Guérison en trois jours.

M. R..., associé d'agent de change, âgé de quarante-huit ans, a contracté dans sa jeunesse plusieurs urétrites, guéries par les moyens usités, injections, copahu, etc.; il y a une quinzaine d'années, M. R... s'aperçut qu'il urinait un peu plus souvent, et que le jet était plus délié; cette position empira peu à peu, et dans ces dernières années l'urine était devenue épaisse; la vessie ne se vidait qu'incomplétement; plusieurs fois le malade avait rendu de petits graviers qui ne traversaient l'urètre qu'avec beaucoup de difficultés et de grandes souffrances; enfin arriva un moment où M. R..., quoique très-négligent pour se soigner, se décida à consulter un de nos spécialistes : ce praticien, après avoir reconnu immédiatement qu'il existait un obstacle au libre cours de l'urine, obstacle consistant en deux rétrécissements, fît plusieurs séances de dilatation après lesquelles M. R..., se trouvant un peu mieux, discontinua le traitement.

Plus tard les symptômes ne tardèrent pas à reparaître, et un médecin conseilla une saison aux eaux d'Evian.

Ces eaux, très-efficaces dans quelques cas, n'eurent pour résultat que d'aggraver la position de M. R...; elles excitèrent les reins et la vessie, et le malade arriva à uriner douze et quinze fois par jours ; enfin il se décida à recommencer le traitement qui avait paru réussir une première fois ; mais le spécialiste qui avait fait ces premières tentatives, était malade, et, sur le conseil d'un ami de la famille, M. G..., que nous avons eu le bonheur de guérir, il y a trois ans, d'une incontinence d'urine, et de cystite aiguë d'une gravité excessive, nous fûmes chargé du traitement de M. R...

A notre première exploration nous constatons que le canal de l'urètre est fortement rétréci par la présence de deux coarctations qui nous paraissent très-dures quoique un peu élastiques ; une petite bougie n° 2 a de la peine à pénétrer dans le deuxième rétrécissement, et on sent parfaitement que plusieurs petits graviers sont engagés dans les lacunes et les diverses cavités qui existent en avant et en arrière des coarctations.

Nous commençâmes immédiatement le traitement par la dilatation temporaire, mais après quatre ou cinq séances nous n'obtînmes qu'un résultat médiocre ; pourtant les graviers qui obstruaient une partie du canal ont été rendus et la position de M. R... fut moins pénible ; mais après une vingtaine de séances, malgré l'emploi méthodique des agents dilatateurs, nous n'arrivons qu'à obtenir une légère augmentation du calibre urétral ; nous avons alors proposé au malade de le débarrasser immédiatement, par une opération peu douloureuse et presque instantanée, d'une infirmité qu'il est impossible de guérir par un autre moyen, infirmité qui peut mettre à tout instant sa vie en péril.

M. R... accepte, et le 1ᵉʳ novembre nous procédons à l'opération. Tout se passe fort bien, le malade se repose deux jours, sort le quatrième, urinant à plein canal, et ressentant à peine une légère cuisson. Depuis cette époque, M. R..., qui a suivi nos conseils, est toujours dans la position la plus satisfaisante.

Trente-neuf ans. — Rétrécissement datant de treize ans. — Incontinence d'urine. — Dépérissement physique et moral. — Idées de suicide. — Guérison en vingt-huit séances.

M. Sch..., employé à l'administration des

postes, était affecté, depuis environ treize ans, d'une incontinence d'urine causée par la présence de rétrécissement survenu à la suite d'une inflammation intense du canal de l'urètre. M. Sch..., alors militaire, fut à cette époque traité à l'hôpital du Val-de-Grâce.

Pendant la période la plus intense de cette inflammation, il fut pris d'une rétention complète d'urine ; plusieurs élèves de l'hôpital essayèrent inutilement de le sonder, durent y renoncer après l'avoir fait beaucoup souffrir et avoir provoqué une hémorragie assez grave.

M. Sch... vint nous consulter, d'après le conseil d'un ami de son beau-frère, que nous avons traité pour une affection urétrale presque semblable, et il nous dit ne conserver aucune espérance ; il a suivi plusieurs traitements sans résultats, et ne croit pas qu'il soit possible de le guérir.

M. Sch... est d'un tempérament très-nerveux, et cet état naturel est encore augmenté par l'affection dont il est affligé. Il a des idées noires, il voit sa position perdue, il songe au suicide, et nous avons beaucoup de peine à lui faire partager une partie de notre ferme espoir de le guérir complètement. L'exploration préalable nous avait indiqué qu'il existait un rétrécissement situé sous l'arcade pubienne ; que cet obstacle au cours de l'urine, obstacle de nature calleuse, était sans doute le résultat des violences exercées à l'époque de la rétention d'urine, ou probablement il y avait eu une ou plusieurs *fausses routes* faites dans la portion sous-pubienne du canal.

Les premières séances de dilatation ne produisirent aucun résultat appréciable, et nous eussions renoncé à l'emploi de notre méthode, si le souvenir de la réussite complète d'un certain nombre de cas analogues ne nous avait soutenu ; enfin, à partir de la septième séance, M. Sch... urine déjà un peu plus librement ; le mieux continue, et, après la vingt-huitième séance, nous parvenons à faire parcourir au canal une sonde de sept millimètres. Le malade n'a pas souffert un seul instant ; son état général s'est complétement amélioré, sa gaieté est revenue, M. Sch... n'urine plus que trois ou quatre fois par jour.

Nous avons eu le plaisir de recevoir récemment la visite de M. Sch..., qui se trouve toujours dans un état des plus satisfaisants.

Soixante-deux ans. — Incontinence d'urine. — Besoin d'uriner cinquante et soixante fois par vingt-quatre heures. — Catarrhe vésical très-abondant. — Rétrécissements datant de quatorze ans. — État général grave. — Dépérissement. — Insomnie. — Guérison presque complète en sept jours.

M. Dang..., âgé de soixante-deux ans, employé dans une fabrique de savon, demeurant place Saint-Jacques, à Paris, était affecté depuis quatorze ans de plusieurs rétrécissements, suite de diverses inflammations du canal de l'urètre. M. Dang... nous raconte que, malgré un grand nombre de traitements, sa situation est devenue lamentable ; il est obligé d'uriner vingt-cinq et trente fois par jour, la nuit surtout, depuis quatre ou cinq mois. Il ne peut prendre aucun repos. L'urine, qui exhale une odeur fétide, devient de plus en plus épaisse et dépose une grande quantité de matière purulente verdâtre.

M. Dang..., qui est resté en traitement plusieurs mois à l'hôpital de la Pitié, sans avoir éprouvé aucun soulagement, est menacé de perdre sa place, ne pouvant se déranger continuellement de son travail pour uriner. A plusieurs reprises nous explorons l'urètre avec une grande lenteur, nous constatons qu'il existe trois rétrécissements, dont deux formés par un tissu inodulaire très-dur, qu'ils sont très-étroits, car nous ne parvenons qu'après beaucoup de tâtonnements à introduire un instrument filiforme dans la partie la plus profonde du canal. Devant une semblable situation nous prévenons M. D... que nous ne pouvons espérer que bien faiblement de parvenir à le guérir par notre méthode de dilatation temporaire, et, après trois séances infructueuses, nous le décidons à demander un congé de quelques jours, afin de pouvoir être opéré par la méthode immédiate. Le 5 novembre 1862, l'opération est pratiquée en quelques secondes, et, selon notre habitude, nous laissons une sonde, n° 25, jusqu'au lendemain soir. M. D..., qui a très-peu souffert pendant l'opération, peut se lever dès le deuxième jour ; il urine largement et n'éprouve qu'une légère cuisson qui cesse à partir du cinquième jour. Enfin le 12 novembre, sept jours après l'opération, M. Dang... n'urine plus que trois ou quatre fois par jour et n'est plus dérangé la nuit. Il reprend son travail ; les urines sont devenues beaucoup plus claires, pourtant elles n'ont pas repris complétement leur aspect normal.

Cette heureuse situation s'est prolongée, et M. D..., dont nous avons reçu récemment des nouvelles, est toujours dans un état de santé des plus satisfaisants.

Trente-huit ans. — Rétrécissement par cause inflammatoire, depuis dix-huit ans. — Traitement par la dilatation immédiate. — Insuccès. — Guérison du rétrécissement et de deux fistules par la dilatation temporaire.

M. R..., avocat, âgé de trente-huit ans, a éprouvé en 1843 et 1845 divers accidents inflammatoires du canal, et du testicule gauche. Ces accidents furent traités par les moyens ordinaires : tisanes rafraîchissantes, copahu, injections, etc. En 1846, M. R... s'aperçut que les besoins d'uriner devenaient plus fréquents en même temps que le jet du liquide diminuait de volume. En 1847, M. R... consulta un médecin qui lui fit prendre diverses pilules et sirops sans obtenir le plus léger résultat. Plus tard encore M. R... consulta un autre médecin qui, ayant reconnu l'existence d'une coarctation, soumit le malade à un traitement très-prompt par une des méthodes les plus dangereuses, une de celles qui donnent les plus mauvais résultats, la *dilatation immédiate;* cette opération, qui occasionna une vive douleur, et qui donna lieu à une hémorragie abondante, parut pendant les premiers temps avoir amélioré la position du malade. Mais après cinq ou six mois, les mêmes symptômes reparurent avec une intensité plus grande, et M. R... fut pris de rétention complète d'urine. A deux reprises différentes, ces accidents mirent en danger la vie du malade, et malgré la recommandation qui lui avait été faite, d'avoir le soin de se passer une bougie chaque semaine, afin d'entretenir le peu de liberté qui restait au canal, le malade négligea cette précaution.

En mars 1861, M. R... vient nous consulter, et voici ce que nous constatons : Le malade nous dit uriner quatre ou cinq fois par jour; mais une grande partie de l'urine passe par deux ouvertures fistuleuses qui sont situées, l'une près de la racine des bourses, l'autre un peu en avant de l'ouverture anale. Il existe un rétrécissement très-étroit, situé dans la partie postérieure du canal, à l'union des parties bulbeuses et membraneuses. M. R..., dont la santé est très-altérée, n'ayant rien obtenu des divers traitements qu'il a suivis, a laissé aggraver sa position d'une manière sérieuse, ne voulant plus se soumettre à aucune méthode curative ; le moral est complétement ébranlé, les fonctions digestives sont altérées, la sortie de l'urine par ces deux ouvertures anormales entretient une irritation continuelle sur les deux parties voisines, et le linge et les vêtements du malade sont constamment mouillés, et répandent une odeur urineuse qui force M. R... à fuir toute relation sociale.

Plusieurs succès très-remarquables obtenus dans des cas analogues nous encouragent à proposer au malade de tenter l'application de notre méthode.

Après l'avoir soumis à notre traitement par la dilatation temporaire, nous parvenons, au bout de quelques jours, à faire pénétrer, sans causer aucune souffrance, des instruments dilatateurs de plus en plus gros, et peu à peu l'urine sort plus librement par le canal; la première fistule est bientôt complétement oblitérée. Enfin, après la trente et unième séance, nous avons l'extrême satisfaction de voir le deuxième trajet fistuleux ne plus laisser suinter une seule goutte d'urine; le jet de l'urine est redevenu normal.

Pendant tout le traitement le malade n'a pas souffert, aucune opération n'a été nécessaire, et à peine est-il resté couché trois jours; nous avons revu M. R... plusieurs fois, depuis près de deux années : la guérison reste complétement définitive.

Cette observation démontre péremptoirement les avantages de suivre une méthode rationnelle, méthode basée sur l'étude toute spéciale de ces affections rebelles aux traitements ordinaires, et qui, seule, est capable de donner des résultats définitifs.

Trente-huit ans. — Envies fréquentes d'uriner. — Urines épaisses. — Douleurs vives pendant le coït. — Rétrécissement étroit. — Guérison par la dilatation méthodique temporaire en dix-huit séances de dix minutes.

M. M..., trente-huit ans, négociant, a contracté, il y a une dizaine d'années, deux écoulements. Ces affections, traitées par divers moyens, avaient été bien guéries, et M. M..., dont la vie est fort régulière, qui n'éprouvait aucun symptôme depuis cette époque, fut surpris d'éprouver tout à coup des envies fréquentes d'uriner, et de voir le jet diminuer peu à peu de volume. M. M... nous raconte qu'il éprouve une sensation douloureuse au moment des rapports sexuels, et que cette sensation lui fait redouter d'accomplir le coït. Nous explorons le canal avec soin, et nous constatons l'existence d'un rétrécissement assez dur, très-étroit, situé dans sa partie antérieure. M. M..., ne voulant pas être opéré, nous prie d'essayer d'abord le traitement par notre méthode de dilatation temporaire. Malgré le peu d'espoir que nous avions de réussir sur une coarctation datant de dix années, nous soumîmes M. M... à cette méthode et nous eûmes le bonheur de réussir complétement. Au bout des trois premières séances, qui ne causèrent aucune douleur, le malade urinait beaucoup mieux, et, après vingt-six séances de douze minutes, supportées sans aucune espèce de trouble, nous arrivâmes à rétablir le calibre de l'urètre ainsi que son élasticité. L'urine était redevenue limpide, M. M... n'urinait plus que quatre ou cinq fois par jour, l'acte sexuel put s'accomplir sans aucune douleur, et depuis trois ans la guérison s'est parfaitement maintenue.

Cette observation, très-intéressante au point de vue du traitement d'un rétrécissement assez dur et fort ancien par notre méthode de dilatation, nous a engagé à la tenter plus souvent dans des cas analogues, où d'autres chirurgiens avaient échoué en voulant employer la dilatation forcée, ou des cautérisations qui avaient aggravé le mal.

*Trente-sept ans. — Deux écoulements. — **Suintement** habituel. — Légère difficulté pour uriner. — Rétention subite d'urine après un léger excès de table. — Traitement d'un rétrécissement par la dilatation méthodique. — Guérison en quarante-deux séances.*

En juillet 1860, M. R..., après un léger excès de table, fut pris d'une impossibilité absolue d'uriner ; un médecin fut appelé immédiatement, et, malgré diverses tentatives, il ne lui fut pas possible de sonder le malade. La rétention d'urine existait depuis seize heures, lorsqu'un ami de la famille R.... parla d'un fait relatif à un de ses parents que j'avais traité avec succès ; on me fit appeler aussitôt, et j'eus le bonheur de parvenir immédiatement à introduire ma bougie à conducteur ; le malade rendit près de trois litres d'urine, et, dès le lendemain, j'eus à commencer le traitement de la véritable maladie dont cette rétention subite n'était que l'accident. Voici l'observation complète de la maladie et du traitement :

M. R..., négociant, âgé de trente-sept ans, d'une constitution robuste, tempérament sanguin, a contracté, il y a environ dix ans, deux écoulements : le premier, traité par les tisanes et les capsules de diverses sortes, parut céder ; mais le second, un peu négligé, ne se guérit qu'imparfaitement et laissa subsister un suintement qui apparaissait surtout le matin. Malgré la vie calme et régulière de M. R..., malgré un grand nombre de traitements, et peut-être à cause de ces traitements inutiles, ce suintement continuait sans causer aucune douleur. Quelques mois avant l'accident relaté plus haut, M. R... avait remarqué que l'urine ne sortait plus aussi facilement, que les envies étaient plus fréquentes, lorsqu'eut lieu la crise dont nous avons parlé, crise qui décida le malade à entreprendre un traitement sérieux. Notre exploration nous apprit qu'il existait un rétrécissement situé dans la portion membraneuse du canal, rétrécissement peu dur, d'une longueur d'environ deux centimètres, mais laissant passer une bougie de deux millimètres environ.

Le traitement par notre méthode de dilatation temporaire fut tenté, et il ne fallut pas moins de quarante-deux séances de dix minutes, pour obtenir une recalibration complète du canal.

Nous revoyons quelquefois le malade, la guérison s'est maintenue, le suintement n'existe plus.

Cette observation est intéressante à plusieurs points de vue : d'abord elle démontre l'inanité des divers traitements des suintements urétraux par les seuls moyens médicaux, alors qu'ils sont entretenus par la présence d'un rétrécissement ; ensuite on y retrouve l'un de ces accidents si graves de la rétention subite survenant pour la plus légère cause et mettant le malade en danger de mort; puis l'extrême longueur du traitement dans un cas où le rétrécissement était incomplet et d'une dureté moyenne.

DE LA RUPTURE DU CANAL DE L'URÈTRE.

L'*inflammation chronique* du canal de l'urètre peut produire un accident des plus graves, et qui met souvent en péril la vie du malade ; nous voulons parler de la *rupture du canal de l'urètre*.

Il existe un certain nombre de faits qui prouvent d'une manière irrécusable que la *blennorrhagie chronique et les rétrécissements qui en sont la conséquence* peuvent amener la rupture de ce canal, alors que des efforts répétés *de coït*, en produisant une surexcitation de l'appareil génital, y font affluer le sang en quantité trop considérable, eu égard à cet état maladif.

Le même accident a été observé, dans ce que l'on appelle la *chaudepisse cordée*, alors que, malgré une *courbure très-prononcée* de la verge, les malades veulent se livrer à l'acte sexuel.

SYMPTOMES DE LA RUPTURE DU CANAL DE L'URÈTRE.

Aussitôt que cet accident se produit, il survient immédiatement une *hémorrhagie* plus ou moins abondante, selon que la déchirure a eu lieu dans une plus ou moins grande étendue ; quelquefois cet écoulement de sang est assez considérable pour amener une *syncope*.

Immédiatement les malades ressentent une *douleur* dans la *verge*, au *pubis*, et jusqu'au *rectum*.

Les *bourses*, le *périnée* s'infiltrent de sang, et l'urine n'est rendue qu'avec une vive douleur ; puis survient une très-grande difficulté dans la miction et bientôt une *rétention complète d'urine*, occasionnée par les caillots de sang qui s'accumulent dans l'*urètre*.

L'urine, ne pouvant être éliminée par son ouverture naturelle, s'infiltre dans les tissus environnants, et donne lieu aux accidents les plus sérieux, des *abcès*, des *infiltrations urineuses*, quelquefois des *fistules* difficiles à guérir, succèdent à cette infiltration ; le plus souvent, la rupture du canal de l'urètre est le point de départ de *rétrécissements de nature fibreuse*, qui cèdent difficilement à la *dilatation progressive*, et qu'il faut alors traiter par des méthodes appropriées ainsi que nous l'avons dit plus haut.

TRAITEMENT DE LA RUPTURE DU CANAL DE L'URÈTRE.

Cette rupture exigeant les soins immédiats les mieux entendus, et, étant toujours un *accident grave*, nous nous contenterons de dire qu'il réclame toute la science d'un chirurgien expérimenté, et que la description des divers moyens à mettre en usage ne peut trouver sa place dans cet ouvrage.

DE LA RUPTURE DU PÉNIS.

RUPTURE DE LA VERGE.

Nous ne dirons que quelques mots de cet accident, fort rare du reste.

Le canal de l'urètre peut être déchiré seul ou être accompagné de la *rupture des corps caverneux*, il y a alors rupture complète du pénis; l'*Américan Journal of medic.*, rapporte un exemple de cet accident arrivé à un jeune homme, la première nuit de son mariage. Ayant éprouvé un obstacle à l'accomplissement de l'acte sexuel, il fit un effort tellement énergique pour vaincre cet obstacle, que la verge se rompit. D'autres faits sont venus démontrer la possibilité de cet accident dans des circonstances à peu près identiques.

La rupture complète du pénis est un accident très-grave, quoique dans beaucoup de cas la guérison puisse avoir lieu; mais les fonctions de cet organe éprouvent presque toujours une gêne constante, et, dans quelques cas, il y a impossibilité absolue de se livrer au *coït*. Le traitement de cet accident étant complétement chirurgical, nous ne le décrirons pas.

DE LA RUPTURE DU FREIN.

Lorsque le *frein*, ce repli membraneux qui retient le *prépuce* à la *verge*, est plus large et plus court qu'à l'état normal, il peut survenir sous l'influence de tiraillements violents, une rupture de cette attache du prépuce, et une *hémorrhagie* en être la suite, hémorrhagie qui ne présente généralement aucune gravité.

Le seul traitement efficace consiste en une abstention absolue de toute *copulation*, jusqu'à la parfaite *cicatrisation* de la plaie, cicatrisation qui a lieu très-promptement en employant un pansement simple, si les bords de la solution de continuité ont pu être réunis aussitôt après la rupture effectuée.

DES POLYPES DE L'URÈTRE.

Cette affection est rare, et nous ne ferons que la signaler.

Quelques auteurs ont décrit ces *polypes* comme une conséquence de l'*inflammation chronique de l'urètre*, et Nicod, dans un traité publié en 1836, a appelé l'attention des médecins sur ces faits peu connus avant lui.

Les symptômes de cette affection sont les mêmes que ceux des *rétrécissements* du canal de l'urètre; dans beaucoup de cas, ils déterminent une douleur assez vive survenant sans cause appréciable, mais le plus souvent après la mixtion, qui est très-difficile à effectuer.

Dans quelques cas, le polype apparaît au méat urinaire, et il est facile de constater la nature de l'affection ; souvent la végétation est située dans la profondeur du canal, et le diagnostic offre alors une grande difficulté.

TRAITEMENT DES POLYPES DE L'URÈTRE.

Selon les cas, on emploie la *ligature*, l'*excision*, la *cautérisation* ou l'*arrachement*.

La cautérisation est le plus souvent employée avec succès, lorsque le polype existe dans l'intérieur du canal ; on la combine quelquefois avec les autres procédés afin d'empêcher toute récidive de la maladie.

Le traitement de cette affection exige impérieusement les soins éclairés d'un homme de l'art.

TUMEURS DU PÉNIS (VERGE).

On distingue diverses sortes de tumeurs du pénis : 1º les *tumeurs sébacées*, 2º les *tumeurs lipomateuses*, 3º les *ganglions* ou *nœuds* des *corps caverneux*, 4º les *tumeurs vasculaires* ou *érectiles*, 5º l'*ossification du pénis*, 6º le *cancer du pénis*.

Ces diverses tumeurs exigent presque constamment le secours de la chirurgie ; nous ne faisons que les mentionner ici.

Il existe chez quelques personnes qui ont fait des *excès de coït* des espèces de *nœuds*, de *ganglions*, durs à la pression, et sur lesquels cette pression ne provoque aucune douleur, excepté au moment de l'*érection*. Ces ganglions ont leur siége sous la peau du pénis, sous laquelle ils sont immobiles.

Ces petites tumeurs, qui ont été considérées comme le résultat d'*épanchements sanguins locaux*, déterminent dans quelques cas une gêne assez grande pour accomplir l'*acte sexuel*. Nous avons plusieurs observations de guérison de ces tumeurs au moyen de frictions *hydrargyriques* et de douches d'*eau de Barége*. Leur *ablation* ne peut être conseillée en aucun cas.

CANCER DU PÉNIS.

Nous ne ferons aussi que mentionner le cancer du pénis, cette grave affection qui peut envahir les téguments de la verge, le gland, et le corps de l'organe.

Cette maladie, dont le traitement est encore tout chirurgical, a été quelquefois prise à son début pour une affection *syphilitique tertiaire* avec les symptômes de laquelle elle a une certaine ressemblance, et il est toujours prudent, lorsque l'on est indécis sur le diagnostic, de prescrire d'abord le traitement *spécifique* de cette période ultime de la syphilis.

DE L'ECZÉMA.

ECZÉMA DES PARTIES GÉNITALES ET DE L'ANUS.

L'*eczéma* est une affection *vésiculeuse* de la peau, très-commune, et qui offre souvent une certaine difficulté dans son traitement.

Elle présente plusieurs formes, et on les a toutes confondues autrefois sous le nom de *dartres*.

Cette affection est caractérisée par une éruption de vésicules, accompagnée le plus souvent d'un peu de *suintement*, de légères *excoriations*, et, dans quelques cas rares, de *croûtes* peu épaisses.

L'*eczéma* se montre surtout dans l'âge adulte; il se développe généralement, dans les saisons chaudes de l'année; il n'est pas contagieux.

On a divisé cette maladie en *eczéma aigu* et en *eczéma chronique*, qui ont été divisés eux-mêmes en diverses formes, selon le siége, la marche et le développement de l'affection; nous ne nous occuperons que de l'*eczéma* qui a son siége aux *parties génitales* et à l'*anus*.

Les personnes atteintes d'*hémorroïdes*

sont sujettes à cette affection ; les *vésicules* qui se forment à la marge de l'anus et envahissent les organes génitaux, causent un sentiment de *prurit* brûlant, un malaise intolérable, qui donnent au malade des idées de tristesse et quelquefois de suicide.

L'*eczéma* de l'*anus*, affection très-légère, s'accompagne pourtant de symptômes tellement pénibles, que beaucoup de malades supportent difficilement la démangeaison qu'il occasionne, et ils sont entraînés irrésistiblement à se gratter, à se déchirer avec les ongles.

Cette éruption vésiculeuse, irritée par un frottement incessant, offre, dans beaucoup de cas, un aspect inflammatoire très-intense ; le *prurit* s'exaspère après le repas ; souvent ce prurit augmente aussi sous l'influence des plus légères modifications atmosphériques.

Les parties génitales sont le siége d'une *sécrétion sébacée*, qui présente parfois un caractère d'irritation très-vive.

Il survient assez fréquemment aussi des éruptions *vésiculeuses* qui occupent le *pénis*, la partie supérieure et interne des *cuisses*, et qui occasionnent des douleurs excessivement cuisantes, que le moindre mouvement exaspère.

Il y a des cas où la moindre érection produit des déchirures du derme, et l'inflammation détermine quelquefois des gerçures qui peuvent occasionner des *hémorrhagies* abondantes.

L'*eczéma* de ces parties peut même, lorsqu'il devient permanent, causer un *priapisme* dangereux.

TRAITEMENT DE L'ECZÉMA.

Le traitement de cette affection, lorsqu'elle est légère, consiste surtout en *bains émollients locaux*, en laxatifs légers, tels que *l'huile de ricin, l'eau de Sedlitz*, de *Pullna*; des bains *gélatineux, alcalins*, des lotions *boratées*, des applications de cataplasmes de *pulpe de guimauve*, de *fécule*, suffisent généralement; mais il est utile, dans quelques cas, de recourir à des *émissions sanguines générales* ou *locales*, à des *lotions narcotiques*, qu'un médecin seul peut prescrire.

Du reste, on ne peut obtenir de modification avantageuse durable, qu'en tenant compte des états divers de l'enveloppe tégumentaire, et surtout en observant avec soin l'état des organes de la digestion, qui sont liés intimement avec l'*appareil dermoïde*, par des sympathies évidentes.

HERPÈS DU PRÉPUCE.

(HERPES PRÆPUTIALIS.)

On donne le nom d'*herpès* à une éruption de vésicules qui se montrent assez fréquemment chez les individus adultes, *blonds, à peau fine et blanche, à tempérament nerveux*. Cette variété de l'*herpès* a été distinguée par *Biett* pour la première fois, et ce professeur a décrit deux états bien tranchés de cette affection, l'*état aigu* et l'*état chronique*.

ÉTAT AIGU.

Le plus ordinairement l'éruption se manifeste par la présence de *taches rouges*, dont la largeur dépasse rarement deux centimètres. Bientôt ces *taches* se recouvrent de petites *vésicules* de forme arrondie, transparentes; l'éruption a lieu soit à la *face externe* du prépuce, soit à sa *face interne*; dans le premier cas, l'inflammation est peu considérable, la *sérosité* est promptement résorbée, et après une légère *desquammation*, et dans quelques cas la formation de petites *croûtes brunes*, peu persistantes, la maladie se termine sous l'influence d'un léger traitement, au bout de sep à huit jours environ.

Mais lorsque l'affection occupe la *face interne du prépuce*, l'inflammation est plus forte ; les plaques vésiculeuses se déchirent quelquefois, et il en résulte une *cuisson*, des *démangeaisons* qui disparaissent généralement après quelques jours d'un traitement local convenable.

ÉTAT CHRONIQUE.

Cet état de la maladie est caractérisé par une suite d'éruptions successives, qui se manifestent à des intervalles divers ; le prépuce se *fronce*, *s'épaissit*, et, dans quelques cas, son ouverture est transformée en un anneau, qui se rétrécit peu à peu, et finit par permettre difficilement le passage de l'urine; dans quelques cas, l'orifice de cet anneau *épaissi*, ne correspondant plus à l'*ouverture* du *méat urinaire*, l'urine n'est pas chassée complétement, et son émission occasionne des *démangeaisons* insupportables, de la *cuisson* et, parfois, d'assez *vives douleurs*.

Il peut même survenir un *paraphimosis* grave, par les efforts exagérés que l'on fait pour découvrir le gland, efforts qui occasionnent souvent des déchirures très-douloureuses.

TRAITEMENT DE L'HERPES PRÆPUTIALIS.

L'*herpes præputialis* a une tendance à durer excessivement longtemps, et, en raison du siége qu'il occupe, on l'a pris souvent pour une manifestation de *nature syphilitique*, ce qui conduisait naturellement à traiter cette éruption par des cautérisations plus ou moins inutiles, si ce n'est dangereuses.

A l'*état aigu*, l'herpès préputial est combattu avec succès avec des lotions d'eau, additionnée de quelques gouttes d'*acétate de plomb liquide*, des injections d'*eau de guimauve*, des *bains tièdes*, etc.

A l'*état chronique*, on emploie avec succès les *lotions alcalines*, les *bains sulfureux*. Quelquefois il est nécessaire de faire des onctions avec des pommades *résolutives;* l'emploi d'une pommade à l'*oxyde de zinc*, au *précipité blanc*, est utile dans quelques cas. L'application du *collodion élastique* m'a donné un grand nombre de guérisons.

TUMEURS DU SCROTUM

(OU DES BOURSES).

Le scrotum peut être le siége de diverses tumeurs ; les principales sont :

1º *Les tumeurs fibreuses* qui s'accroissent lentement et qui se montrent dans la région scrotale avec les mêmes caractères que dans les autres parties de l'organisme. Dans quelques cas, elles contractent des adhérences avec la *tunique vaginale :* leur traitement est l'*extirpation*.

2º Les *tumeurs graisseuses*, très-rares. On les traite par le même procédé.

3º Les *kystes*, analogues comme structure à ceux qui se forment dans d'autres organes, aux *joues*, aux *lèvres*, à la *mamelle*. Le traitement adopté pour ces sortes d'affections étant tout chirurgical, nous nous abstiendrons d'en faire la description.

4º L'hématocèle dont il existe plusieurs variétés ;

5º L'hydrocèle ;

6º La varicocèle ;

7º L'éléphantiasis.

DE L'HÉMATOCÈLE.

On désigne sous ce nom toutes tumeurs des *bourses* qui renferment du sang.

La tumeur peut siéger soit dans la cavité de la *tunique vaginale*, alors elle s'appellera *hématocèle vaginale*, ou bien le sang peut s'être infiltré entre les tuniques des bourses et on l'appelle dans ce cas *hématocèle* par *épanchement* ou par *infiltration*.

L'*hématocèle vaginale* se divise elle-même selon la cause qui l'a produite, en *hématocèle traumatique* et en *spontanée*.

Il existe aussi l'*hématocèle* du *cordon spermatique* à laquelle on a donné le nom d'*hématocèle funiculaire*.

S'épanchement sanguin peut se faire dans

la substance du testicule, et la tumeur prendra alors le nom d'"*hématocèle testiculaire*.

CAUSES DE L'HÉMATOCÈLE.

L'hématocèle, soit qu'elle siége dans l'une ou l'autre partie des enveloppes du testicule soit dans le tissu de la glande elle-même, est le plus souvent causée par une violence extérieure ; dans des cas plus rares, elle se développe spontanément. Plusieurs observations prouvent que cette affection peut survenir aussi quelquefois après des efforts violents pour soulever un fardeau : l'*hématocèle* du *cordon spermatique* a souvent cette cause.

L'hématocèle ne peut guère être confondue avec une autre affection du testicule, lorsqu'elle a été causée par un *traumatisme récent;* des *applications résolutives* suffisent le plus souvent pour déterminer la résorption du sang.

DE L'HYDROCÈLE.

On a donné le nom d'*hydrocèle* à une tumeur formée par l'accumulation de *sérosité* dans les bourses. Selon que le liquide de l'infiltration est épanché entre les tuniques qui enveloppent les testicules, ou bien qu'il est situé dans la *tunique vaginale*, l'affection prend le nom d'*hydrocèle* par *infiltration* dans le premier cas, et d'*hydrocèle* de la *tunique vaginale* dans le second.

HYDROCÈLE PAR INFILTRATION.

Cette forme de l'hydrocèle est souvent accompagnée, ou plutôt accompagne l'infiltration des extrémités, qui se développe dans les affections viscérales. La sérosité s'infiltre entre les tuniques qui constituent le scrotum.

Rarement, cette affection existe sans *cause générale*. On observe surtout cette maladie chez les personnes âgées, chez les individus affaiblis, ceux dont les bourses sont pendantes. Les enfants nouveau-nés présentent quelquefois cette forme de *l'hydrocèle*.

On peut également l'observer consécutivement à une hydrocèle de la *tunique vaginale*, lorsque la quantité de liquide épanché étant devenue trop considérable, il y a rupture de cette tunique, et diffusion de la sérosité dans les enveloppes des testicules.

SYMPTÔMES DE L'HYDROCÈLE PAR INFILTRATION.

Lorsque la sérosité existe en petite quantité, elle se porte à la partie inférieure et ne produit que très-peu de gêne ; dans d'autres cas, le liquide envahit tout le scrotum, qui se présente alors sous la forme d'une tumeur *molle, pâteuse ;* les rides qui existent à sa surface à l'état normal disparaissent ; la peau est tendue, luisante ; la pression du doigt laisse une empreinte lente à s'effacer.

Si la sérosité est par trop considérable, les bourses deviennent très-dures, et l'*œdème* peut envahir la *verge* et le *prépuce*.

TRAITEMENT DE L'HYDROCÈLE PAR INFILTRATION.

Cette maladie, lorsqu'elle est *idiopathique*, c'est-à-dire existant par elle-même en dehors d'une autre affection, se guérit simplement par le repos au lit et un régime doux ; il n'y a que dans les cas assez rares, où la peau menacerait de se rompre par la tension exagérée que l'épanchement provoquerait, que le médecin devra recourir à des ponctions très-légères, avec un *trocart capillaire*, ou une *aiguille à cataracte*.

HYDROCÈLE DE LA TUNIQUE VAGINALE.

Cette affection a été divisée en hydrocèle *simple* ou *double*, selon qu'une seule, ou les deux tuniques vaginales, sont le siége de l'épanchement.

Elle peut être *compliquée* : 1º d'une *hématocèle* ; 2º d'une *hydrocèle enkystée du testicule* ; 3º d'une *hydrocèle enkystée du cordon*. L'hydrocèle peut exister au moment de la naissance, par suite d'une communication persistante du *péritoine* avec la *tunique vagi-*

nale, dans le cas de descente tardive du testicule ; on la désigne alors sous le nom d'*hydrocèle congénitale*.

Presque toujours le liquide épanché est renfermé dans une seule poche ; pourtant, plusieurs auteurs ont décrit des *hydrocèles multiloculaires*, c'est-à-dire dont la cavité est divisée par des cloisons formées de fausses membranes.

SYMPTÔMES DE L'HYDROCÈLE.

Hydrocèle simple. — Cette affection se présente sous la forme d'une tumeur généralement *ovoïde* bien circonscrite, *élastique, transparente*, sans altération de la couleur de la peau.

La pression ne cause aucune douleur et ne change pas le volume de la tumeur, qui varie de la grosseur d'un œuf à celle de la tête d'un petit enfant ; rarement cette dimension est dépassée ; il existe pourtant plusieurs observations de cette maladie où l'accumulation du liquide était beaucoup plus considérable.

Mursinna, chirurgien allemand, a fait connaître un cas dans lequel cette accumulation avait produit une tumeur qui mesurait 64 centimètres de long sur 40 de large.

Cette tumeur s'accroît de bas en haut, et elle atteint son développement complet dans l'espace de six, huit, à douze mois, rarement plus, quelquefois moins ; j'ai pourtant observé un cas dans lequel il avait fallu moins de six semaines pour son entière expansion.

Cette affection n'offre pas de gravité par elle-même ; mais le volume et le poids de la tumeur, qui cause une grande gêne dans beaucoup de cas, la prédisposition aux hernies, *l'atrophie des testicules*, qui peuvent arriver à ne plus sécréter le sperme, l'*impossibilité d'accomplir l'acte sexuel*, lorsque la saillie de la tumeur a envahi la peau de la verge et a fait presque disparaître cet organe, sont des inconvénients très-sérieux, qui font de cette maladie une véritable infirmité. Nous devons ajouter aussi que, dans quelques cas, l'urine, ne pouvant sortir librement si la tumeur lui fait obstacle, se répand sur la peau du scrotum et finit par causer une irritation et des excoriations douloureuses.

TRAITEMENT DE L'HYDROCÈLE.

Rarement on obtient la guérison de cette affection par des moyens médicaux, et après avoir essayé, pendant quelque temps, les *topiques émollients*, les *emplâtres résolutifs*, quelquefois les *vésicatoires*, sans résultat, la ponction de la tumeur et l'injection de sa cavité avec la teinture d'iode étendue, amènent la cure de l'hydrocèle. Nous possédons plusieurs observations d'hydrocèle guérie radicalement par la simple cautérisation avec le crayon d'*azotate d'argent*.

On peut aussi employer un traitement palliatif, qui consiste à pratiquer une ponction légère avec une lancette ou un trocart fin ; le liquide s'échappe, et en faisant immédiatement porter un suspensoir au malade, il peut se faire que ce liquide ne se reproduise pas ; mais le cas contraire est beaucoup plus fréquent.

DE LA VARICOCÈLE.

La *varicocèle* est caractérisée par la *dilatation exagérée* des veines spermatiques, et des veines propres des testicules.

Cette affection, dont la marche est très-lente en général, peut se développer aussi en peu de temps, et arriver à acquérir d'énormes proportions si le malade se fatigue beaucoup et ne prend pas les précautions que nous indiquons plus loin.

La varicocèle se montre de 15 à 25 ans, et paraît souvent être héréditaire. Cette affection n'est pas toujours douloureuse, beaucoup de malades ont les bourses très-grosses et peuvent vaquer à leurs occupations en éprouvant seulement une certaine gêne ; bien souvent ce sont les petites varicocèles qui provoquent le plus de douleurs.

SYMPTÔMES DE LA VARICOCÈLE.

La varicocèle se montre presque toujours du côté gauche et on a expliqué cette fréquence par diverses causes ; le célèbre chirurgien J.-L. Petit l'attribue à la pression que les matières fécales accumulées dans la partie inférieure de l'intestin, exercent sur les veines spermatiques ; d'autres raisons anatomiques ont été également invoquées.

Le malade affecté de varicocèle ressent de la *pesanteur*, du *malaise*, qui augmente par la fatigue, les exercices trop violents, le coït répété, etc. ; cette douleur remonte jusqu'aux reins et retentit le long du *cordon spermatique;* quelquefois les malades éprouvent des démangeaisons intolérables dans toute cette région.

Le scrotum est allongé ; en le palpant, on sent une tumeur de consistance molle, ressemblant, lorsque l'on exerce une pression légère, à la sensation que donneraient des *intestins de poulet*.

Le diagnostic de cette affection est facile généralement, on pourrait pourtant la confondre avec une *hernie inguinale;* mais si l'on cherche à opérer la réduction de la hernie en appliquant le doigt sur l'anneau, elle ne se reproduit pas, tandis que s'il s'agit d'une *varicocèle,* le sang, continuant d'affluer dans les veines spermatiques, ne tarde pas à les remplir, et fait alors facilement reconnaître la nature de la tumeur.

TRAITEMENT DE LA VARICOCÈLE.

On emploie deux traitements contre cette affection : 1° le *traitement palliatif;* 2° le *traitement curatif.* Lorsque la varicocèle n'est pas considérable, on fait porter au malade un suspensoir bien ajusté. Ce moyen suffit dans un grand nombre de cas. Il existe pourtant plusieurs méthodes pour la cure radicale de cette affection, la *cautérisation,* l'*enroulement,* la *ligature,* l'*extirpation,* etc. Chacun de ces moyens réclame une habileté pratique très-grande, et on ne les conseille que dans des cas bien déterminés.

DE L'ÉLÉPHANTIASIS.

Le scrotum est le siége d'une affection très-rarement observée en France, et que l'on rencontre surtout, au Bengale, au Brésil, en Égypte ; cette maladie est caractérisée par le développement énorme du scrotum dû à l'hypertrophie des éléments divers qui le composent; dans certains cas, le *pénis* prend part à l'hypertrophie des bourses ; le *testicule* est très-souvent sain et ne participe que rarement à cette dégénérescence. L'affection semble avoir pour cause une altération des *vaisseaux* et des *ganglions lymphatiques.*

Cette maladie est très-grave, car, le plus souvent, la tumeur qui en résulte réclame une opération sérieuse, et les ulcérations qui se forment dans beaucoup de cas sur sa surface, ont pour la santé des conséquences fâcheuses.

SYMPTÔMES DE L'ÉLÉPHANTIASIS.

Le début de cette affection est caractérisé par un *état fébrile* général, un gonflement douloureux du scrotum ; la *tuméfaction* qui a commencé soit au prépuce, soit dans un autre point des organes sexuels, fait des progrès rapides et acquiert quelquefois des dimensions considérables ; on a vu de ces tumeurs descendre *jusqu'au talon*.

TRAITEMENT DE L'ÉLÉPHANTIASIS.

On ne connaît pas de remède qui soit réellement efficace ; quelquefois on ponctionne la tumeur, afin de diminuer son poids. Larrey a essayé de la pose d'un séton qui lui a réussi dans un cas très-grave ; mais lorsque cette tumeur a acquis un développement excessif, il n'y a guère que l'*extirpation* qui puisse débarrasser le pauvre malade de sa pénible infirmité.

13.

DU SATYRIASIS.

Cette maladie ne s'offre que rarement à l'observation ; elle est caractérisée par une *ardeur érotique* très-considérable, par une érection presque continuelle, des éjaculations très-fréquentes, souvent accompagnées de phénomènes *nerveux*, de *délire*, d'*hallucinations* et, dans certains cas, d'une sensibilité générale exagérée.

Cette affection est quelquefois occasionnée par une *continence prolongée*, et son intensité est en raison de l'ardeur du tempérament, de l'imagination ; dans d'autres cas, l'*onanisme*, *les excès vénériens*, *l'usage immodéré* de certaines substances *aphrodisiaques*, peuvent la déterminer.

SYMPTÔMES DU SATYRIASIS.

Le satyriasis s'annonce généralement par des érections beaucoup plus fréquentes que de coutume, survenant sans aucun motif ; chez d'autres personnes, des images lascives obsèdent l'imagination de désirs excessifs ; le sommeil est constamment troublé par des rêves érotiques, et il survient des *pollutions* qui procurent un soulagement passager.

Le désordre nerveux est quelquefois très-grand, et il existe des troubles de nature diverse dans les organes de la *vision*, de l'*ouïe* et des autres sens. C'est surtout du côté de la *sensibilité* que ces troubles sont le plus variés; il semble à certains malades que les femmes sont entourées d'une auréole lumineuse.

Les organes génitaux sont d'une irritabilité extrême; et le moindre contact détermine des pollutions; la face est rouge, animée, les yeux saillants, la bouche écumante, quoique sèche, la soif est très-vive ; par instants, la fureur érotique est tellement exagérée que certains malades ont pu répéter l'*acte vénérien* jusqu'à quarante fois dans une nuit; presque toujours la honte et l'abattement succèdent à ces crises; mais lorsque la maladie a été abandonnée à elle-même, elles se succèdent à des intervalles très-rapprochés; le délire est *permanent*, et les érections ne cessant pas, la gangrène atteint les parties génitales; après quelques jours, le malade ne tarde pas à succomber.

Cette affection est moins grave chez les jeunes gens robustes que chez les individus débilités ou d'un âge avancé.

Le *satyriasis*, produit par l'usage de substances *aphrodisiaques*, se guérit avec beaucoup de difficulté.

TRAITEMENT DU SATYRIASIS.

Le traitement de cette affection est subordonné à la cause qui l'a produite.

Dans quelques cas, les *débilitants*, les *diuré-*

tiques à hautes doses, les *bains* réussissent.

Dans d'autres, on a recours aux *narcotiques*, aux *antispasmodiques :* nous donnons le *camphre*, le *nymphea ;* s'il existe de la débilité, on prescrit les *toniques*, le *quinquina*, le *fer*, etc.

Nous avons réussi à guérir un jeune homme atteint de cette affection avec des *lotions sulfureuses* qui ont fait disparaître une irritation de la peau, cause unique de la maladie.

Le calme absolu, le repos complet, et dans d'autres cas, les exercices les plus fatigants, ont leur indication.

Lorsque le traitement a été appliqué de bonne heure, la terminaison est généralement heureuse ; les sens se calment, il ne reste qu'une grande faiblesse, un épuisement des forces, et, dans quelques cas, des troubles de l'appareil digestif, des *dyspepsies*, de la *gastralgie*, quelquefois des *palpitations* qu'un traitement convenable fait cesser avec assez de acilité.

DE. LA SYPHILIS.

« On donne le nom de *syphilis* (vérole) à une maladie *contagieuse*, *transmissible* par les *rapports sexuels* ou par l'*hérédité*.

» Cette affection est surtout caractérisée par une irritation *locale* et *spécifique* des organes génitaux, et par des *phénomènes généraux* consécutifs de forme et de siège très-divers, qui apparaissent *successivement* ou *simultanément*, et dont l'évolution naturelle et régulière est déterminée. »

Voilà la définition un peu longue, mais parfaitement exacte que la plupart des auteurs classiques donnent de cette maladie, et nous ne pouvons mieux faire que de la reproduire d'une manière exacte.

Si l'étude de cette affection, dont les points principaux sont parfaitement connus, soulève encore plus d'une question controversée, on est d'accord pour distinguer de la syphilis d'une manière très-rigoureuse, des maladies qui en diffèrent essentiellement, telles que la *blennorrhagie* et les affections qui l'accompagnent, l'*arthrite*, l'*ophthalmie blennorrhagique*, les *bubons non virulents*, etc.

Trois formes fondées sur l'observation ont été admises, et nous allons les décrire successivement ; ce sont : 1º la *syphilis commune ;* 2º la *syphilis cachectique;* 3º la *syphilis hérédi-*

taire. Au point de vue de l'observation traditionnelle la plus rigoureuse, on a encore divisé cette maladie en *syphilis primitive* et en *syphilis constitutionnelle* ou *consécutive*.

Enfin, la syphilis constitutionnelle a été, selon les symptômes qui l'accusent, divisée encore en *syphilis secondaire* et en *syphilis tertiaire*.

Cette division est parfaitement fondée ; car les accidents *primitifs* de la syphilis sont très-nettement séparés des phénomènes *constitutionnels*, ou *consécutifs*, par la propriété que possèdent seuls les premiers de pouvoir être reproduits par l'*inoculation*.

Les accidents *constitutionnels* ont aussi ce caractère essentiel de pouvoir se reproduire d'une manière spontanée par une recrudescence naturelle.

DE L'ORIGINE DE LA SYPHILIS.

Cette maladie appartient exclusivement à l'espèce humaine.

Un certain nombre d'auteurs font remonter son origine aux époques les plus reculées ; d'autres, au contraire, l'ont placée seulement au XVe siècle, époque à laquelle elle prit un aspect menaçant.

L'opinion la plus répandue est que cette maladie fut introduite d'Amérique en Europe par les soldats de Christophe Colomb, qui débarquèrent à Naples en mai 1495, après avoir séjourné en Espagne, où ils l'avaient déjà répandue.

On voit, dans le *Lévitique*, que Moïse prescrit aux Juifs des lois pour les préserver de la *gonorrhée;* mais l'on pense avec raison que les divers documents sur lesquels plusieurs auteurs s'appuient pour prouver l'origine ancienne de la syphilis, expliqueraient plutôt, pour les modernes, les symptômes d'une *blennorrhagie* que ceux de la *syphilis* telle que les médecins la connaissent aujourd'hui.

L'évêque Palladius, qui vivait sous Théodose Junior, raconte le fait d'un ermite nommé Héros, qui, après s'être livré longtemps au libertinage, fut atteint d'une maladie qui lui gangréna les parties génitales.

Hippocrate mentionne, dans ses livres *de Natura muliebri* et *de Morbis mulierum*, la suppuration des parties génitales, qu'il attribue à la suppression des menstrues chez la femme.

Juvénal, Martial parlent également, dans plusieurs passages de leurs écrits, des affections des parties génitales, qu'ils disent pouvoir être communiquées par un *coït impur*.

SYMPTÔMES PRIMITIFS.

Si la syphilis succède à un contact impur, son début est caractérisé par l'apparition d'un ou de plusieurs *chancres*, qui se développent généralement sur les organes génitaux, quelquefois sur d'autres parties du corps; ainsi les narines, la langue, les gencives, les cuisses, le scrotum, l'urètre, l'anus, peuvent en être le siége.

Le chancre, qui offre lui-même trois variétés de formes assez tranchées, a été divisé 1º en *chancre induré;* 2º en *chancre simple* ou *superficiel;* 3º et en *chancre phagédénique* ou *chancre rongeant.*

INCUBATION DU CHANCRE.

Quelle que soit l'espèce du chancre, il s'écoule toujours un temps plus ou moins long avant que l'attention soit fixée par des symptômes notables, et il se passe souvent *huit jours* avant qu'aucun signe puisse faire reconnaître le lieu d'élection de l'ulcère syphilitique.

Au début, quelques malades éprouvent un certain chatouillement, une *démangeaison* plus ou moins vive qui, dans quelques cas, peut aller jusqu'à la *douleur.* Chez d'autres malades, il existe un sentiment de *brûlure.* Il se produit une rougeur, d'abord peu marquée, puis on voit apparaître une petite vésicule, remplie d'un liquide *louche;* l'*ulcération* qui survient ensuite est arrondie, d'une étendue très-variable, à *fond grisâtre;* les bords sont *taillés à pic*, il existe autour du chancre un *cercle violacé.*

Quelquefois le chancre siége dans l'intérieur du canal de l'urètre et donne lieu à un écoulement qu'il est difficile de distinguer de celui de la *blennorrhagie* non syphilitique.

Au bout de huit à dix jours, le chancre change d'aspect; il se forme à sa base un épaississement circonscrit (*induration*) qui constitue le symptôme *caractéristique* et *spécifique* de la syphilis confirmée.

Il existe à cette époque, à la surface de l'ulcération, une sécrétion de matière purulente dont l'inoculation peut donner naissance à une pustule spécifique. Quelquefois plusieurs chancres peuvent exister dans un espace restreint, et ils déterminent alors une inflammation, un gonflement qui, dans le cas où la verge en serait le siége, pourraient donner lieu à un *phimosis* ou à un *paraphimosis*. En même temps que ces phénomènes ont lieu, on voit survenir le gonflement des ganglions de l'aine, qui deviennent douloureux au toucher et peuvent acquérir le volume d'un œuf de poule.

Ces engorgements ont reçu le nom de bubons et sont connus vulgairement sous celui de *poulains*. Ils peuvent se résoudre s'ils sont traités immédiatement, ou devenir le siége d'une inflammation qui arrive, jusqu'à la suppuration.

Parfois les premiers accidents syphilitiques apparaissent au début sous la forme de simples *érosions* superficielles, qu'il n'est pas facile de distinguer de la *balanite*. Quelquefois aussi il apparaît dans les premiers jours de l'infection, des *végétations* de formes diverses, *choux-fleurs*, *crêtes de coqs*, etc.

SYMPTÔMES SECONDAIRES.

Les accidents *secondaires* apparaissent rarement avant un mois, quelquefois après six, et leur apparition a lieu, dans certains cas, avant la disparition des phénomènes primitifs ; dans d'autres cas, il y a une véritable transformation.

Certains symptômes annoncent ordinairement l'invasion des accidents *consécutifs*. Il existe chez beaucoup de malades des douleurs vagues, névralgiques, des affections de la peau (*syphilides*), telles que la *roséole syphilitique*, les *plaques muqueuses*, etc. Les plaques muqueuses sont même un des symptômes secondaires les plus fréquents, et elles peuvent apparaître sur un grand nombre de points à la fois, aux organes génitaux, à l'aine, dans la bouche, sur les amygdales, dans les intervalles des orteils, etc.; nous allons les décrire :

PLAQUES MUQUEUSES.

Les plaques muqueuses sont saillantes, ont une coloration *rosée*, quelquefois d'un *rouge cuivré* ou *violacé;* elles sont arrondies ou elliptiques, larges de 4 à 20 millimètres ; leur surface est quelquefois convexe, et il existe à leur surface une pellicule mince, humectée d'une matière séro-purulente qu'elle laisse transsuder ; quelquefois cette surface est granulée. Ces plaques muqueuses peuvent devenir le siége d'une ulcération étendue et profonde, qui cause parfois des douleurs très-vives.

ROSÉOLE SYPHILITIQUE.

La *roséole* est un des symptômes les plus fréquents parmi ceux qui traduisent la syphilis constitutionnelle à sa période secondaire : c'est une des manifestations les plus précoces de cette maladie ; elle commence toujours par le tronc.

D'abord apparaissent de petites taches roses, très-légères, à peine visibles, qui prennent quelquefois, au contact de l'air, une teinte violacée bleuâtre ; dans d'autres cas, la peau prend un aspect grenu, ressemblant à ce qu'on nomme vulgairement *chair de poule.*

Dans beaucoup de cas aussi, le cuir chevelu présente des phénomènes divers : *éruptions papuleuses, pityriasis, alopécie.*

Ces lésions superficielles de la surface dermoïde ne sont pas les seules qui caractérisent la syphilis confirmée. Les diverses maladies de la peau, désignées sous les noms d'*acné,* d'*ecthyma* syphilitiques, le *lupus,* le *psoriasis,* l'*eczéma,* peuvent aussi apparaître dans le courant de l'affection.

La coloration rouge cuivré plus ou moins légère qui caractérise ces syphilides, l'absence de démangeaison, de différence dans leur forme, leur marche et leur mode de cicatrisation, les font aisément distinguer des affections de la peau qui n'ont pas la syphilis pour cause.

Ainsi que nous l'avons dit, les cheveux, les poils tombent presque complétement; des *végétations* de formes diverses apparaissent sur les parties génitales et à l'anus (*choux-fleurs, poireaux, crêtes de coq,* etc.); les membranes muqueuses qui tapissent la cavité buccale, le pharynx, les fosses nasales, etc., sont le siége d'ulcérations qui n'occupent d'abord que la partie superficielle, mais qui ne tardent pas à envahir les parties profondes, et peuvent détruire même les parties osseuses; les yeux sont frappés d'*iritis*, les *ganglions lymphatiques* de la région cervicale s'indurent. Dans cette période de la syphilis, le sang est complétement altéré, et tout l'organisme subit l'influence de cette terrible affection.

SYMPTÔMES TERTIAIRES

Les symptômes de la *syphilis tertiaire* consistent dans des douleurs vagues d'abord, qui ont pour siége le *système osseux* et qui ont reçu le nom de *douleurs ostéoscopes*.

Ces douleurs se font sentir surtout la nuit, et leur lieu d'élection devient presque toujours **le siége d'*ostéites (inflammation de l'os)* qui dé-**

terminent plus tard des *exostoses* ou des *caries.*

Très-souvent le testicule est le siége d'une *induration*, il devient trois ou quatre fois plus volumineux que dans l'état normal, et forme une tumeur peu douloureuse au toucher. Cette manifestation de la maladie, à laquelle on a donné le nom de *sarcocèle syphilitique*, peut siéger dans un seul testicule ou dans les deux à la fois, et ces organes subissent une dégénérescence *cartilagineuse*, *fibreuse* et même *osseuse* dans quelques cas.

Il se forme aussi, dans les tissus sous-cutanés, des *tubercules* auxquels on a donné le nom de *tumeurs gommeuses;* ils ont généralement un développement lent, et, après avoir acquis le volume d'une noisette ou d'une noix, ils finissent par se ramollir, et donnent naissance à une ulcération exhalant une *odeur caractéristique.*

La syphilis parcourt ces diverses périodes dans un espace de temps très-variable, et les accidents que nous avons décrits (excepté les *symptômes primitifs*) peuvent, si le traitement n'est pas suffisant, reparaître plusieurs fois sous une multitude de formes.

La syphilis est une cause d'*avortement* pour les femmes enceintes, et ainsi que nous l'avons dit, elle se transmet par *hérédité.*

SYPHILIS CACHECTIQUE OU PHAGÉDÉNIQUE.

Cette forme de la syphilis reste toujours bornée aux symptômes primitifs, et le *chancre*, au lieu d'être le siége d'une *induration* à sa base, ainsi que nous l'avons indiqué, se transforme en un ulcère *rongeant, serpigineux,* dont les bords se décollent, et qui peut persister pendant plusieurs années, s'étendant d'un côté pendant qu'il se cicatrise de l'autre.

La peau des malades prend l'aspect *terreux,* elle est le siége de plaques *eczémateuses ;* les gencives deviennent saignantes, ulcérées ; il s'établit une fièvre lente, irrégulière ; les phénomènes de la digestion sont troublés ; dans quelques cas il survient une *diarrhée colliquative,* compliquée parfois d'hémorrhagie.

Cet état se prolonge et s'aggrave jusqu'à ce qu'un traitement spécifique fasse cicatriser les ulcérations qui sont la cause des progrès de la consomption cachectique.

SYPHILIS HÉRÉDITAIRE.

Il existe encore beaucoup d'obscurité sur le mode de transmission de la syphilis par voie d'hérédité, et les faits complétement démontrés manquent pour établir d'une façon définitive les conditions de cette transmission.

Pourtant il est généralement admis qu'elle est le plus souvent le fait du *père* et que des parents ayant eu des accidents syphilitiques, *présumés disparus* dans le moment de la conception, n'en communiquent pas moins le virus à l'enfant qui naîtra d'eux, si le traitement spécifique n'a pas fait disparaître les premiers symptômes et leurs retentissements ultérieurs.

Nous le répétons, la cause qui produit la syphilis réside dans l'existence d'un *virus* qui peut être transmis, ainsi que nous l'avons vu, par *contact immédiat, inoculation* ou *hérédité*, et nous ne pourrions trop le redire, cette affection qui fait à juste titre la terreur des familles depuis près de cinq siècles, est traitée avec une insouciance inimaginable par la plupart de ceux qui en sont infectés ; aucune maladie n'a exercé plus de ravage et de dégradation dans l'espèce humaine que la vérole, et l'ignorance des notions élémentaires qui en feraient comprendre le danger peut seule excuser cette insouciance. C'est donc un devoir pour le médecin de faire voir résolûment sans exagération, sans atténuation, toutes les dégoûtantes infirmités dont un individu atteint de vérole mal guérie peut être atteint, et l'héritage funeste qu'il lègue fatalement à ses enfants.

DIAGNOSTIC DE LA SYPHILIS.

{Accidents primitifs

Les accidents primitifs de la vérole peuvent être confondus avec une inflammation ulcéreuse du gland et du prépuce, ou avec les symptômes de l'*herpes præputialis ;* mais ces dernières lésions, toutes superficielles et toutes locales, sont, en général, assez facilement reconnaissables, en ce qu'elles ne s'accompagnent jamais *d'induration*.

TRAITEMENT DE LA SYPHILIS.

Nous ne dirons que peu de mots du *traitement spécifique* de la syphilis, envisagé d'une manière générale.

Nous nous réservons d'insister, en indiquant successivement les méthodes applicables aux diverses manifestations de cette affection, méthodes dont nous avons pu reconnaître l'efficacité pendant le cours de nos études à *l'hôpital du Midi*, ainsi que dans notre pratique particulière.

Il est aujourd'hui complétement admis par tous les esprits non prévenus que le traitement mercuriel, qui a rencontré de nombreux adversaires parmi les gens du monde et même parmi quelques médecins, est pourtant le seul qui, dans l'état actuel de la science, guérisse (lorsqu'il est bien administré), les accidents *primitifs* et *secondaires* de cette redoutable maladie.

Il serait peut-être facile de se rendre compte des raisons qui peuvent donner une apparence de réalité aux accusations que le vulgaire émet contre le mercure. En effet beaucoup de personnes, aussitôt les premières manifestations de la syphilis, s'empressent de consulter un médecin, qui, en voyant les symptômes caractéristiques de l'intoxication vénérienne, ne peut manquer de prescrire le seul spécifique réel de la maladie; mais le plus ordinairement, au bout de quelques jours, ces symptômes *primitifs* disparaissent, et le malade qui ne souffrait pas, trouvant qu'il est ennuyeux de suivre un traitement qui lui paraît sans raison d'être, abandonne celui-ci et se néglige complétement ; mais, au bout d'un temps plus ou moins long, il ne tarde pas à ressentir les *accidents tertiaires* de la maladie, accidents parfois désastreux, toujours graves, et laissant après eux, dans la majorité des cas, une trace profonde dans les liquides et les solides de l'économie. A cette période de l'affection, le malade manque rarement d'attribuer au *mercure* les maux qui l'accablent, maux qui sont uniquement le résultat de son insouciance à continuer un traitement indispensable pour faire disparaître le virus qui tendait fatalement à infecter son organisme tout entier.

Nous le répétons, c'est une grande erreur que d'attribuer au traitement mercuriel, administré selon les règles de l'art, les inconvénients dont nous parlons; nous ajouterons que presque toutes les préparations soi-disant *végétales*, et guérissant *sans mercure*, renferment constamment une quantité plus ou moins grande de ce spécifique ; l'analyse chimique la plus simple vient le démontrer d'une manière positive.

Quant aux accidents si variés de la période *tertiaire* de la syphilis, leur traitement radical est obtenu aujourd'hui avec le succès le plus complet par l'administration méthodique et progressive des préparations *iodiques*, qui en sont le spécifique souverain.

Nous indiquerons successivement le mode de traitement applicable aux principales manifestations de la syphilis, en prévenant toutefois les malades qu'il est de la plus vulgaire prudence de consulter un médecin aussitôt la manifestation du plus léger symptôme d'*apparence syphilitique ;* car, dans beaucoup de cas, le chancre traité *au début* peut se guérir sur place ; malheureusement bien peu de malades écoutent ces sages avis, et ils ne se confient au médecin qu'alors que les manifestations vénériennes ont pris un développement complet.

TRAITEMENT LOCAL DU CHANCRE.

Traitement abortif. — Alors que l'ulcération est au début, nous employons les cautérisations avec l'*azotate d'argent*. Cette cautérisation, appliquée deux fois au plus, nous a suffi dans un grand nombre de cas pour faire avorter des manifestations syphilitiques évidentes.

Alors que l'ulcération est plus avancée, le traitement *abortif* a beaucoup moins de chances de réussir ; pourtant, il nous a été possible plusieurs fois de faire disparaître des ulcérations chancreuses datant de six à huit jours.

Il arrive souvent que l'ulcération syphilitique a été méconnue ou négligée par le malade, et qu'elle devient le siége d'une *inflammation locale* plus ou moins vive.

Dans ce cas on doit employer le traitement *antiphlogistique*; on a généralement recours à l'application de quinze à vingt-cinq sangsues sur le *périnée* ou aux *aines*. On doit surtout bien isoler le chancre des piqûres qui résultent de cette application, car le pus sécrété par la surface ulcérée pourrait s'y inoculer.

Nous prescrivons aussi le *repos au lit*, quelques *bains généraux*, des *cataplasmes* autour du pénis, la *diète* ; nous ordonnons en même temps une boisson rafraîchissante, composée de *chiendent*, d'*orge*, légèrement miellée.

Généralement l'inflammation cède en peu de jours à ce traitement, et il est rare que nous soyons forcé de pratiquer une *saignée générale*, à moins que cette inflammation n'ait beaucoup d'intensité et que le malade ne soit *très-pléthorique*.

Si le chancre est *douloureux*, nous employons avec succès, soit un pansement avec du *cérat opiacé*, ou avec de la charpie fine imbibée de la solution suivante :

> Eau de laitue. . . . . 280 grammes
> Extrait gommeux d'opium. . 4 —

Mêlez, et faites trois pansements par jour.

Lorsque le chancre n'est ni enflammé ni douloureux, la *cautérisation* avec *l'azotate d'argent* est le moyen qui nous réussit le mieux ; seulement elle doit être faite par un homme de l'art, car il est nécessaire de ne l'employer que jusqu'au moment où l'aspect du chancre se modifie, qu'il est entré dans la période de *réparation*.

À cette période un pansement simple suffit, et le chancre se cicatrise, surtout si le *traitement interne* est suivi avec persistance par le malade.

Dans quelques cas, le chancre prend le caractère dit *phagédénique* ; il a une tendance à *s'élargir*, à *ronger* ; dans ce cas, il est utile que le malade se confie *immédiatement* aux soins d'un médecin, car le traitement devient plus complexe ; nous nous abstiendrons d'en parler ici.

TRAITEMENT DES BUBONS.

Abcès, poulains (tumeurs dans l'aine).

Dans quelques cas, lorsque le *bubon* a un caractère inflammatoire, qu'il existe de la douleur, nous faisons appliquer dix ou douze *sangsues*, nous prescrivons un *bain tiède*, l'application de *cataplasmes émollients*, le *repos au lit* et une *boisson rafraîchissante ;* presque immédiatement nous faisons faire des *onctions hydrargyriques* ou appliquer un petit vésicatoire sur le tégument qui recouvre la tumeur. Ce moyen réussit souvent à opérer sa résoution.

Nous ajoutons à ces moyens locaux un raitement *général*, lorsqu'après une exploration rigoureuse nous croyons reconnaître les divers autres symptômes de *syphilis confirmtée*.

Si l'on est consulté trop tard, il peut arriver que les tentatives que l'on fait pour faire résoudre les bubons deviennent infructueuses, et que l'on soit forcé de donner issue au pus qui s'est réuni en foyer ; nous faisons alors une incision légère, puis, au moyen de pansements appropriés à la nature de la plaie, nous obtenons sa cicatrisation.

TRAITEMENT DES PLAQUES MUQUEUSES

Condylomes, rhagades, végétations

Les *plaques muqueuses*, qui apparaissent quelquefois comme symptôme primitif, mais qui sont presque toujours un des symptômes *secondaires* de l'affection syphilitique, se traitent *localement*, et selon leur siége, par le moyen suivant :

Pour celles de la bouche, nous employons la *cautérisation superficielle* avec l'*azotate d'argent*, c'est le moyen par excellence.

Lorsque l'ulcération est très-douloureuse, il est nécessaire de faire laver la bouche avec une décoction émolliente légèrement opiacée.

Il existe des cas où l'ulcération siége dans

le fond de la gorge, au *pharynx*, et parfois ces ulcères prennent la forme rongeante et détruisent les organes avec une grande rapidité, si un traitement énergique ne vient pas mettre obstacle à leur puissance destructive.

Voici une description fidèle de cette forme d'ulcères rongeants, que nous reproduisons d'après M. Babington, commentateur du célèbre Hunter :

« Les ulcères vénériens de la gorge débutent souvent à la surface de la membrane muqueuse, par une petite ulcération putride qui se transforme de bonne heure en une gangrène rapide et étendue. Les ulcères ne sont pas limités à la membrane qui recouvre les amygdales ; ils peuvent se former sur le voile du palais, sur ses piliers, sur une partie quelconque du pharynx ; mais le plus souvent ils se développent immédiatement derrière un des piliers postérieurs ou à la partie supérieure et postérieure du pharynx, dans des points où le début de leur formation est caché par le voile du palais et par la luette. Ils sont quelquefois précédés et toujours accompagnés de beaucoup de douleurs et d'inflammation. Le voile du palais se tuméfie et s'abaisse ; les tentatives pour l'élever dans l'acte de la déglutition provoquent une douleur atroce ; l'angoisse considérable qui est produite par ces causes se peint d'une manière remarquable sur le visage ; ce phénomène morbide, joint à un amaigrissement rapide, à l'accélération du pouls et à l'expectoration de crachats puriformes, donne à penser que le malade court un grand danger, et fait naître l'idée qu'il est atteint de phthisie. Les désordres que produisent ces ulcères sont très-étendus. Fréquemment le tissu osseux est dénudé à la partie postérieure des fosses nasales, et la maladie continue ses ravages par la destruction du nez... Tous les tissus semblent fondre, et souvent la plus grande partie ou la totalité du voile du palais est détruite avant qu'on ait pu l'arrêter. »

Les plaques muqueuses de l'*anus* et des régions circonvoisines cèdent assez promptement à des applications de *cérat* au *calomel*; de la charpie interposée entre les surfaces et des soins extrêmes de propreté complètent le pansement.

Nous arrivons aussi à les guérir en très-peu de jours avec la lotion suivante :

Eau distillée. . . . . 200 grammes.
Chlorure d'oxyde de sodium. 50 —

Lotionner deux fois par jour les parties atteintes, ensuite saupoudrer légèrement de *calomel* à la *vapeur*, puis appliquer de la charpie fine pour isoler les surfaces.

Lorsque les *plaques muqueuses* de l'*anus* sont très-douloureuses, on fait un léger pansement matin et soir avec du *cérat opiacé*; il est bien entendu qu'en même temps que l'on s'occupe de ce traitement local on prescrit une *médication spécifique générale*, de façon à prévenir, s'il est possible, les accidents ultérieurs.

Dans certains nombres de cas, les plaques muqueuses se transforment en condylome, en *végétation*, affectant des formes diverses ; nous employons alors l'*excision* ou des cautérisations successives, afin d'enlever ou de détruire ces manifestations qui gênent beaucoup les malades, par les démangeaisons et la douleur qu'elles causent.

TRAITEMENT DES SYPHILIDES.

Roséole, eczéma, acné, etc., etc.

On définit avec raison les *syphilides* « les accidents secondaires qui se développent sur la peau. »

Le traitement des *syphilides* ne peut être évidemment que celui de la syphilis elle-même, c'est-à-dire un *traitement général spécifique*.

Localement on y joint les applications suivantes selon les cas, soit les *bains de vapeur*, les *bains sulfureux, alcalins*, les *fumigations cinabrées*.

Lorsqu'il existe des ulcérations, on prescrit un pansement soit avec le *vin aromatique*, la pommade au calomel, une *pommade hydrargyrique* ou quelques lotions excitantes ; dans d'autres cas de légères cautérisations suffisent pour certaines formes de *syphilides*.

TRAITEMENT GÉNÉRAL DE LA SYPHILIS.

Nous ne dirons que quelques mots du traitement général de la syphilis.

Cette maladie est trop grave pour que le malade puisse apprécier convenablement l'état dans lequel il se trouve, et la médication, l'hygiène et les autres indications de traitement doivent être prescrites par le médecin.

Ce sont les préparations *hydrargyriques* que nous employons dans les deux premières périodes de la maladie; ces préparations sont formulées d'après l'état général des malades et la tolérance plus ou moins grande que nous obtenons de l'estomac.

L'*iodure de potassium* est aussi le spécifique par excellence des *accidents consécutifs* de la syphilis; il a besoin aussi d'être prescrit selon l'état de résistance de l'économie, afin que l'assimilation ait lieu complétement.

Nous prescrivons généralement une *alimentation riche*, des précautions contre le *froid et l'humidité*, des *toniques*.

Le traitement des manifestations syphilitiques doit être continué avec *persévérance* par les malades, selon l'indication formelle que le médecin donne toujours en pareil cas; il en est malheureusement un trop grand nombre qui discontinuent leur traitement aussitôt la disparition des premiers symptômes ; mais le virus, qui n'a pas été complétement détruit, ne tarde pas à donner lieu à des manifestations que nous avons énumérées au commencement de cette partie de notre travail.

Comme conclusion de cette étude rapide de la syphilis, nous dirons encore une fois qu'il est peu de maladies aussi terribles dans ses conséquences, par le retentissement général et local qu'elle a sur tous nos organes ; elle est variable à l'infini dans son expression symptomatique et dans ses manifestations ultérieures, et un grand nombre d'affections du *système nerveux*, des organes *membraneux* et *parenchymateux*, ont une origine syphilitique, *héréditaire* ou *acquise*, que l'on ne soupçonne quelquefois qu'après des tâtonnements infructueux dans le traitement de ces ffections obscures.

DES PRÉSERVATIFS DE LA SYPHILIS ET DE LA BLENNORRHAGIE.

Une foule de méthodes préservatives ont été préconisées depuis l'époque où l'on s'aperçut de la facilité avec laquelle la syphilis se communiquait par un *coït impur*, et les moyens les plus divers ont été tour à tour mis en usage et abandonnés peu après leur apparition.

Sans parler du conseil naïf de Vindelinus Hock et de Dalménar, qui ne voyaient d'autres moyens prophylactiques de la contagion vénérienne que celui « d'*éviter les occasions de se livrer à la luxure,* » nous indiquerons les précautions à prendre et quelques moyens qui réussissent dans un grand nombre de cas.

D'abord, il est essentiel d'inspecter avec grand soin les parties, pour s'assurer qu'elles ne sont pas le siége d'*écorchures*, d'*excoriations*.

Une onction avec un corps gras, *huile*, *coldcream*, *pommade*, sera faite sur le pénis et parties voisines.

Cette onction de matière grasse agit de deux façons : d'abord, elle facilite le glissement et peut empêcher les écorchures, excoriations, qui ouvrent une porte toute grande au virus ; puis elle a pour effet d'obturer les *orifices absorbants* des parties sexuelles et d'empêcher ainsi, dans beaucoup de cas, la contagion par cette voie.

Un certain nombre de maladies contagieuses sont contractées par un coït opéré *pendant la menstruation;* on doit donc s'abstenir de tout rapport sexuel pendant cette période.

Nous rappelons en passant que certaines *urétrites* se développent facilement par le *coït* avec une femme affectée de *pertes blanches (leucorrhée).*

On doit également s'abstenir de tout *acte*, lorsque l'on se trouve dans un état d'excitation ou d'ivresse alcoolique.

Nous conseillerons aussi, pour éviter toute chance de contagion, de pratiquer l'adage de Nicolas Massa, quoique datant de trois siècles, qui a toujours sa valeur : *non morari in coïtu*, conclure très-vite, mais *surtout conclure*.

Après les rapports sexuels, nous conseillons de suivre le précepte de l'école de Salerne : *Post coïtum si muigas, apte servabis uretras.* Ce précepte démontre qu'il ne faut pas uriner avant l'*acte*, ou qu'il faut tout au moins garder un peu d'urine dans la vessie, urine que l'on expulsera ensuite, en obturant d'abord le méat urinaire, afin que, sortant avec force, le liquide puisse balayer le canal de l'urètre.

Je conseille également les frictions légères sur les parties, avec le liquide suivant :

Savon de Marseille. . . . . . 30 grammes.
Faire dissoudre dans :
   Alcool ordinaire. . . . . 25 —
   Essence de citron rectifiée. . 12 —

Ensuite on lotionne largement toutes les parties avec de l'eau pure ou l'eau hygiénique qui est employée à Bordeaux et dans quelques villes de la Belgique avec avantage.

Aussitôt qu'une écorchure apparaît, consulter immédiatement le médecin, car souvent une simple cautérisation peut empêcher les manifestations ultérieures de la maladie.

Nous signalerons en passant le peu de sécurité que doivent donner les *préservatifs* en baudruche, imaginés en Angleterre par le docteur Condom.

Ce moyen, qu'un savant et spirituel syphiliographe définit : *une cuirasse contre le plaisir et une toile d'araignée contre le danger*, peut se rompre ou se déplacer très-facilement; ensuite il laisse les bourses et la région du pubis exposées aux atteintes du virus syphilitique; pour toutes ces raisons, nous le considérons comme à peu près inefficace.

Pour nous résumer, nous dirons donc qu'il faut, avant tout *coït suspect :*

1° Examiner avec soin les surfaces pour

savoir s'il n'existe aucune *excoriation*, *écorchure*, etc. ;

2º Faire une onction sur toutes les parties avec une *matière grasse*;

3º Ne rester en *contact* que le temps strictement nécessaire à la *conclusion* de l'acte ;

4º Uriner aussitôt cet acte accompli, en ayant soin que l'urine sorte avec force ;

5º Faire une lotion complète avec de l'*eau vinaigrée*, *aromatisée*, la *lotion* indiquée plus haut, ou de l'*eau pure*.

Nous répéterons, après l'un de nos auteurs les plus autorisés, que ces prescriptions bien faciles à suivre, pourraient, si elles étaient pratiquées avec soin, réduire dans une proportion notable la contagion des virus syphilitique et blennorrhagique; malheureusement on les oublie le plus souvent, et c'est dans ce cas que l'on doit répéter avec le fabuliste :

O volupté ! quand tu nous tiens,
On peut bien dire : adieu prudence !

Les malades qui, ne pouvant se déplacer, désirent une CONSULTATION ÉCRITE, doivent, dans leur lettre, indiquer d'une manière exacte :

1º Leur âge, leur tempérament, leur constitution ;

2º **Leur** profession, leur hygiène habituelle ;

3º **Les** maladies générales ou locales qui les ont atteints antérieurement ;

4º **Les** symptômes détaillés de l'affection pour laquelle ils consultent, et l'époque de son début ;

5º **Les** traitements mis en usage, et les divers renseignements qu'ils croiront utiles pour établir le diagnostic de leur affection.

DES APHRODISIAQUES.

On donne ce nom à un certain nombre de substances médicamenteuses ou alimentaires qui sont susceptibles d'exciter l'*appétit vénérien*.

Plusieurs préparations ont été préconisées comme ayant cette propriété, et on pourrait faire une longue liste de tous les ingrédients, *poudres*, *élixirs*, *philtres*, *tablettes*, qui ont été vantés comme *aphrodisiaques*. Le plus grand nombre de ces compositions a été abandonné avec juste raison.

Il est pourtant incontestable que certaines substances jouissent, à des degrés divers, du privilége d'amener une surexcitation des organes génitaux, surtout lorsqu'elles sont employées dans les cas spéciaux que le médecin peut seul apprécier; un grand nombre d'observations le prouvent chaque jour.

L'impuissance, soit qu'elle provienne d'un état général d'épuisement ou d'une cause nerveuse locale, peut quelquefois trouver sa guérison dans l'emploi prudent de préparations aphrodisiaques, et nous en dirons quelques mots.

Quelques substances du règne végétal, telles que plusieurs plantes *cryptogames* qui entrent dans notre alimentation, jouissent de propriétés aphrodisiaques : la *truffe,* la *morille,* l'*oronge,* diverses espèces d'*agarics,* semblent ranimer l'appétit sexuel. Les Romains connaissaient très-bien l'action de certains champignons, que Martial a célébrés dans ses épigrammes.

L'action spéciale de plusieurs plantes de la famille des *crucifères* ne peut être niée : ainsi, la *moutarde,* la *roquette,* que l'on célébrait dans l'antiquité, et dont on faisait hommage à Priape en en semant des graines autour de sa statue.

La racine de *roseau aromatique* confite, est usitée en Orient dans le même but ; à Constantinople, dans les harems, il se fait une grande consommation de cette racine.

Dans la famille des *labiées,* il n'y a guère que la *lavande mâle* dont l'huile essentielle a une action réelle ; on l'emploie en frictions dans un véhicule approprié.

La famille des *solanées* offre plusieurs plantes qui jouissaient autrefois d'une certaine réputation : la *mandragore,* le *datura,* etc., dont l'emploi est complétement abandonné.

Le *règne minéral* ne renferme guère que trois ou quatre agents ayant cette propriété : le *borax,* le *chlorure* de *sodium,* le *phosphore* et l'*or.*

Le chlorure de sodium (*sel marin*) jouit de propriétés réelles. On connaît la fécondité extrême et les appétits vénériens des populations qui se nourrissent presque exclusivement de poissons et de viandes salées.

Quant au *phosphore*, son action aphrodisiaque est incontestable ; mais son emploi offre les plus grands dangers, et ce n'est qu'avec une grande circonspection que l'on doit employer les préparations où cet agent est dissous ; il appartient seul au médecin d'apprécier le cas où ce dangereux médicament peut être prescrit.

Nous ne dirons que quelques mots d'un aphrodisiaque du *règne animal* dont les propriétés étaient déjà connues du temps d'Ovide : nous voulons parler des *cantharides*, insecte de la famille des *coléoptères*.

La débauche a fait un abus déplorable de certaines préparations renfermant cet aphrodisiaque, et de nombreux accidents ont été la conséquence de son emploi empirique.

Les cantharides, qui rendent de grands services dans certains cas déterminés des maladies des voies génito-urinaires, peuvent amener les troubles les plus graves dans ces organes et dans l'économie tout entière, si l'emploi n'en est pas réglé d'une manière rigoureuse.

Nous avons observé des hématuries (*pissement de sang*), des cystites très-graves, dues à l'administration inconsidérée de cette substance.

Son emploi peut provoquer un *priapisme* qui va dans quelques cas jusqu'à la *gangrène du pénis*.

Nous le répétons, il faut donc s'abstenir et se défier des diverses préparations dont l'emploi pourrait faire regretter longtemps les plaisirs factices et dangereux qu'elles promettent. Les exemples fameux de libertins qui ont voulu prouver qu'ils conservaient encore, au déclin de leur carrière, une vigueur qui n'est que l'attribut de la jeunesse, et qui ont trouvé la mort au lieu des jouissances qu'ils cherchaient, viennent nous montrer avec quelle réserve prudente il faut agir dans l'emploi des aphrodisiaques.

FORMULAIRE

PRÉPARATIONS CONTRE L'IMPUISSANCE.

MIXTURE STIMULANTE AROMATIQUE.

Teinture de vanille.. \
— de cannelle } de chaque. 10 grammes. \
Vin blanc généreux............. 150 — \
Sirop de sucre................. 50 —

Mêler et prendre en deux fois dans la journée.

TABLETTES STIMULANTES MONGOLES.

Sucre en poudre............... 160 grammes. \
Gomme arabique en poudre...... 30 — \
Extrait d'opium................ 5 — \
Girofle en poudre... \
Macis.............. } de chaque. 60 — \
Muscade........... \
Musc......................... 25 centigr.

Mêlez, et ajoutez eau distillée suffisante quantité, divisez en tablettes de 3 décigrammes. On en prend trois en se couchant pour exciter les forces.

FORMULAIRE.

POUDRE STIMULANTE.

Sucre vanillé....................	50 grammes.
Cannelle......... } de chaque..	10 —
Muscade.........	
Ambre gris....................	2 —

Mêlez et divisez en 16 paquets, en prendre trois fois par jour dans un peu d'eau.

TABLETTE DE GENG-SENG.

Sucre en poudre	160 grammes.
Vanille en poudre.............	40 —
Geng-seng en poudre..........	5 —

Mêlez et ajoutez :

Teinture de cantharides........	60 centigr.
Huile essentielle de cannelle.....	5 gouttes.
Teinture d'ambre concent.......	2 —

Mêlez avec mucilage de gomme adraganthe, Q.S., faire des tablettes de 1 gramme, on en prend 5 ou 6 par jour.

LINIMENT STIMULANT.

Savon médicinal...............	4 grammes.
Alcoolat de serpolet............	250 —
Essence de térébenthine........	30 —

On fait dissoudre et on ajoute :

Ammoniaque liquide...........	1 gramme.

On frictionne légèrement deux fois par jour le périnée et la base de la verge.

LINIMENT CANTHARIDÉ.

Teinture de noix vo- } de chaque.	60 grammes.
mique	
Teinture de mélisse.	
— de cantharides.........	15 —

Faire deux frictions par jour sur le périnée, les lombes et la partie interne des cuisses.

LINIMENT BALSAMIQUE.

Baume du Pérou noir. Huile de baies de laurier............ } de chaque.	8 grammes.
Huile de muscade..............	6 —
Essence de girofle.............	50 —
Teinture de lavande............	80 —

Faire trois frictions par jour sur les lombes, le périnée et le haut des cuisses.

PILULES STIMULANTES.

Acide phosphorique solidifié.....	4 grammes.
Camphre broyé................	120 centigr.
Poudre d'écorce de quinquina...	4 grammes.

Extrait de cascarille, Q. S. pour faire des pilules de 10 centigrammes qu'on roule dans la poudre de cannelle. On en prend 4, trois fois jour.

PRÉPARATIONS ANTI-BLENNORRHAGIQUE.

A prendre dans la période aiguë. (*Voir page* 119.)

TISANE D'UVA-URSI.

Feuilles d'uva-ursi..............	15 grammes.
Eau bouillante.................	1000 —

Infusion pendant une heure, passez, et ajoutez :

Sel de nitre...................	1 gramme.

TISANE DE BOURGEONS DE SAPIN.

Bourgeons de sapins............	20 grammes.
Eau bouillante.................	1000 —

Infusez trois heures et passez, on édulcore cette tisane avec le sirop de tolu...... 250 grammes.

TISANE DIURÉTIQUE ALCALINE.

Eau d'orge........................ 500 grammes.
Carbonate de soude............. 2 —

PRÉPARATIONS A PRENDRE
LORSQUE LA BLENNORRHAGIE N'EST PAS DOULOUREUSE

POTION DE CHOPPART MODIFIÉE.

Copahu............ }
Sirop de pavots.... } de chaque.. 30 grammes.
Sirop de tolu...... }
Eau de menthe................. 60 —
— de fleurs d'oranger......... 10 —
Poudre de gomme arabique Q. S. pour faire une émulsion.

On en prend de trois à six cuillerées par jour en trois fois.

POUDRE DE CUBÈBE.

Cubèbe en poudre................ 20 grammes.
S.-nitrate de bismuth............ 2 —

Prendre chaque jour cette dose en deux fois, jusqu'à cessation de l'écoulement.

PILULES CONTRE LES ÉRECTIONS DOULOUREUSES.

Camphre.......... } de chaque.. 3 grammes.
Thridace.......... }

Mêler et faire 20 pilules. On en prend deux ou trois le soir au coucher.

LAVEMEMT DE COPAHU.

Copahu.......................... 25 grammes.
Jaune d'œuf.................... n° 1.
Extrait commun d'opium........ 5 centigr.
Eau............................. 200 grammes.

On le prend le soir et on essaye de le garder.

BOLS BALSAMIQUES.

Copahu pur..................... 25 grammes.
Térébenthine................... 25 —
Cubèbe pulvérisé............... 50 —

Incorporez au bain-marie et divisez en 100 pilules, — en prendre 10 par jour jusqu'à cessation de l'écoulement.

OPIAT ANTI-BLENNORRHAGIQUE.

Copahu ....} de chaque. 12 grammes.
Cubèbe en poudre..}
Diascordium .... 2 —
Essence de menthe.............. 10 centigr.

Conserves de cynorrhodons Q. S., à prendre en trois fois dans du pain azyme.

INJECTION ASTRINGENTE.

Eau de rose.................... 200 grammes.
Sulfate de zinc.....} de chaque... 1 —
Acétate de plomb...}
Laudanum de Sydenham.......... 1 —

Mêlez et agitez chaque fois, — faire une injection matin et soir que l'on garde deux minutes.

AUTRE INJECTION ASTRINGENTE.

Eau de rose....... } de chaque.. 100 grammes.
Vin de Roussillon...
Tannin........................... 1 —
Sulfate d'alumine et de potasse... 1 —

Mêlez : — faire une injection matin et soir. On la garde deux minutes au moins.

POMMADE RÉSOLUTIVE CONTRE L'ORCHITE, L'ÉPIDIDYMITE ET LE BUBON INFLAMMATOIRE.

Onguent hydrargyrique double.... 30 grammes.
Extrait de belladone. } de chaque.. 2 —
Extrait thébaïque..

Mêlez : — faire des onctions sur les parties tuméfiées et douloureuses.

COLLYRE CONTRE LA CONJONCTIVITE BLENNORRHAGIQUE.

Nitrate d'argent. .... 1 gramme.
Eau distillée. .... 30 —

On applique quelques gouttes de cette solution avec un pinceau de blaireau, après avoir nettoyé l'œil.

PRÉPARATIONS
CONTRE LA BLENNORRHAGIE CHRONIQUE.
(BLENNORRHÉE.)

SIROP FERRUGINEUX

Sirop de tolu.................. 500 grammes.
S.-carbonate de fer. } de chaque.. 10 —
Extrait de ratanhia.

On en prend de quatre à six cuillerées par jour.

SIROP AU CITRATE DE FER.

Sirop de tolu.................... 500 grammes.
Citrate de fer.................... 10   —

Quatre à six cuillerées par jour dans une tasse d'eau de goudron.

PILULES TONIQUES.

Térébenthine de Venise ⎫ de chaque   8 grammes.
Extrait de gentiane.... ⎭
Gomme Kino.......... ⎫ de chaque   8   —
Sulfate de fer......... ⎭

Faire des pilules de 10 centigrammes, en prendre 6 par jour en trois fois.

EAU DE GOUDRON.

Goudron....................... 500 grammes.
Eau.......................... 5 litres.

Mettez le tout dans un vase de 6 litres, agitez le mélange avec une spatule de bois, et après dix jours de macération, décantez et filtrez.

Se boit par tasse, pure ou coupée avec du lait; on édulcore avec un sirop approprié.

INJECTION.

Eau distillée.................... 30 grammes.
Azotate d'argent................ 5 milligr.

Une injection par jour à garder deux minutes.

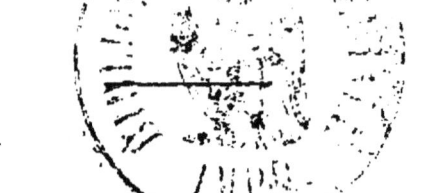

TABLE DES MATIÈRES

	Pages.
INTRODUCTION................................	I
CONSIDÉRATIONS GÉNÉRALES................	X

Ire PARTIE.

Anatomie de l'appareil génital de l'homme..	4
DESCRIPTION DE L'APPAREIL URINAIRE DE L'HOMME..	11
De l'urine...................................	18
Du sperme...................................	21
Des spermatozoïdes..........................	22

IIe PARTIE.

MALADIES DE L'APPAREIL URINAIRE.

De la néphrite...............................	27
Causes de la néphrite........................	27
De la néphrite simple aiguë..................	28
Symptômes de la néphrite....................	30

	Pages.
Traitement de la néphrite	30
DE LA NÉPHRITE CALCULEUSE	31
Symptômes de la néphrite calculeuse	31
Traitement de la néphrite calculeuse	33
De la gravelle	34
Causes de la gravelle	35
Symptômes de la gravelle	38
De la nature et de l'aspect physique du sable et des graviers	39
Marche, durée et terminaison de la gravelle	41
Traitement de la gravelle	41
DES CALCULS RÉNAUX	44
Symptômes	44
Traitement des calculs rénaux	45
DES CALCULS DE LA VESSIE	45
Traitement des calculs de la vessie	48
DE L'INCONTINENCE D'URINE	49
Causes de l'incontinence d'urine	49
Symptômes de l'incontinence d'urine	50
Traitement de l'incontinence d'urine	50
De la cystite	52
Symptômes de la cystite aiguë	53
Causes de la cystite aiguë	54
Traitement de la cystite aiguë	55
CYSTITE DU COL DE LA VESSIE	56
DE LA CYSTITE CANTHARIDIENNE	57
DE LA CYSTITE CHRONIQUE (*Catarrhe de la vessie*)	57
Des causes du catarrhe de la vessie	58
Symptômes	59
Examen des urines	59
Traitement du catarrhe de la vessie	62

TABLE DES MATIÈRES

	Pages.
De la rétention d'urine...	64
Symptômes de la rétention d'urine...	65
Traitement de la rétention d'urine...	66
De la névralgie vésicale...	66
Causes des névralgies de la vessie...	67
Symptômes des névralgies de la vessie...	68
Traitement des névralgies de la vessie...	68
Affections organiques de la vessie...	69
Varices de la vessie...	69
Polypes de la vessie...	69
Fongus de la vessie...	70
Symptômes des fongus vésicaux...	70
Traitement des fongus vésicaux...	74
De la prostatite...	75
De la prostatite aiguë...	75
Symptômes de la prostatite aiguë...	76
Traitement de la prostatite aiguë...	78
De la prostatite chronique...	78
Symptômes de la prostatite chronique...	79
Traitement de la prostatite chronique...	80
Des pertes séminales (*Spermatorrhée*)...	82
Des diverses causes des pertes séminales...	84
Symptômes locaux...	87
Des pollutions diurnes...	88
De la spermatorrhée...	89
Symptômes généraux...	92
Durée de la maladie...	98
Diagnostic...	99
Traitement de la spermatorrhée...	100
Traitement de la spermatorrhée causée par les oxyures vermiculaires...	101

	Pages.
Traitement de la spermatorrhée ayant pour cause l'herpès præputialis, l'eczéma........	102
Traitement de la spermatorrhée résultant d'un état de débilité générale....................	103
Complications de la spermatorrhée..............	104
De l'impuissance chez l'homme (*Anaphrodisie*).	105
Observations de guérisons.....................	113
De la blennorrhagie (*Chaudepisse, écoulement, gonorrhée*)...............................	125
Des causes de la blennorrhagie................	127
Symptômes de la blennorrhagie aiguë..........	127
Complications de la blennorrhagie aiguë.......	129
Traitement de la blennorrhag e aiguë..........	131
Traitement de la période inflammatoire........	132
Précautions générales pendant le traitement....	134
Traitement de la deuxième période............	135
De la blennorrhée (*Blennorrhagie chronique*)...	138
Causes de la blennorrhée.....................	138
Symptômes de la blennorrhée.................	139
Traitement de la blennorrhée.................	140
De la balano-posthite (*Balanite*).............	142
Nouvelles recherches sur les rétrécissements de l'urètre.........................	145
Lésions consécutives..........................	153
Traitement...................................	166
De la cautérisation...........................	167
De la dilatation..............................	171
De la scarification............................	178
Observations de guérison.....................	183
De la rupture du canal de l'urètre..........	204
Symptômes de la rupture du canal de l'urètre....	204

TABLE DES MATIÈRES

	Pages.
Traitement de la rupture du canal de l'urètre....	205
De la rupture du pénis	206
Rupture de la verge......................	206
De la rupture du frein....................	207
Des polypes de l'urètre...................	207
Traitement des polypes de l'urètre.............	208
Tumeurs du pénis (*Verge*)...................	208
Cancer du pénis............................	209
De l'eczéma.............................	210
Eczéma des parties génitales et de l'anus.........	210
Traitement de l'eczéma......................	212
De l'herpès du prépuce	213
État aigu................................	213
État chronique...........................	214
Traitement de l'herpès præputialis.............	214
Tumeurs du scrotum......................	215
DE L'HÉMATOCÈLE.........................	216
Causes de l'hématocèle......................	217
DE L'HYDROCÈLE...........................	217
Hydrocèle par infiltration.................	218
Symptômes de l'hydrocèle par infiltration.......	218
Traitement de l'hydrocèle par infiltration.........	219
HYDROCÈLE DE LA TUNIQUE VAGINALE............	219
Symptômes de l'hydrocèle....................	220
Traitement de l'hydrocèle....................	221
DE LA VARICOCÈLE.........................	222
Symptômes de la varicocèle...................	223
Traitement de la varicocèle...................	224
De l'éléphantiasis.......................	224
Symptômes de l'éléphantiasis.................	225
Traitement de l'éléphantiasis.................	225

TABLE DES MATIÈRES

	Pages.
Du satyriasis.....	226
Symptômes du satyriasis.......................	226
Traitement du satyriasis......................	227
De la syphilis............................	229
Origine de la syphilis........................	230
Symptômes primitifs.	231
Incubation du chancre........................	232
Symptômes secondaires........................	234
Plaques muqueuses............................	234
Roséole syphilitique.........................	235
Symptômes tertiaires.	236
Syphilis cachectique ou phagédénique..........	237
Syphilis héréditaire..	238
Diagnostic de la syphilis.....................	239
Traitement de la syphilis.....................	240
Traitement local du chancre..................	242
Traitement des bubons........................	244
Traitement des plaques muqueuses.............	245
Traitement des syphilides....................	248
Traitement général de la syphilis.............	249
Des préservatifs de la syphilis et de la blennorrhagie......	251
Des aphrodisiaques...........................	254
Formulaire	260

TABLE DES FIGURES

Pages.

FIGURE 1.
Représentant les organes principaux qui composent le corps de l'homme 1

FIGURE 2.
Coupe médiane de l'appareil génito-urinaire de l'homme, permettant de voir les divers organes et leurs rapports 9

FIGURE 3.
Coupe médiane de l'appareil génito-urinaire de la femme, permettant de voir les divers organes et leurs rapports........................... 27

FIGURE 4.
Représentant la coupe de l'appareil génito-urinaire de l'homme (*Coupe verticale médiane*)........ 11

FIGURE 5.
Représentant la coupe verticale du rein de l'homme. 15

FIGURE 6.

Représentant la substance tuberculeuse du rein de l'homme vue au microscope.................. 24

FIGURE 7.

Représentant la structure des animalcules spermatiques de l'homme observés au microscope.. 25

FIGURE 8

Représentant les instruments lithotriteurs employés pour le broiement de la pierre dans la vessie.................................... 47

FIGURE 9.

Représentant une sonde à double courant....... 51

FIGURE 11.

Fongus de la vessie......................... 72

FIGURE 12.

Représentant des fongus polypes de la vessie.... 73

FIGURE 13.

Représentant une forme de l'hypertrophie de la glande prostate........................... 81

FIGURE 13.

Représentant un rétrécissement fibreux du canal de l'urètre (*Coupe médiane*)................ 149

Imprimerie de L. TOINON et Cie, à Saint-Germain.

IMPRIMERIE L. TOINON ET C°, A SAINT-GERMAIN

www.ingramcontent.com/pod-product-compliance
Lightning Source LLC
Chambersburg PA
CBHW071348150426
43191CB00007B/885